TQMの
総合的質経営
医療への展開

飯田 修平 著

経営書院

はじめに

　TQM（Total Quality Management：総合的質経営）の医療への展開促進を目的に、『TQM（総合的質経営）の医療への適用―練馬総合病院の考え方と実践―』と題して、病院経営羅針盤（産労総研）に2024年4月から2025年3月まで12回連載した[1]~[12]。

　本書は、その内容を大幅に追記、再構成したものである。

　連載の執筆依頼を受ける直前の、2023年11月（管理職対象）と12月（対象者非限定）に、奈良県主催の医療経営人材育成講習の一環として、TQMを担当した。

　遅ればせながら、医療界（行政・病院）にも、形式的ではなく、TQMに真剣に関心を寄せる動向があることは大変喜ばしい。

　QM・TQM草創期から、研究者の評論（理論）・解説書[13]~[20]あるいは経営者や実務者の事例報告（実践）等はあるが、理論と実践に基づく体系的な総合的質経営（TQM）、更に言えば、病院経営の書籍は拙著[1]~[12]、[21]~[85]以外にはなかった。

　本書で繰り返し言及するように、病院経営は理論と実践（五ゲン主義）に基づく必要がある。しかし、両者に本気で取り組む人が少ない。いずれかの専門性を追究、特化する傾向がある。

　TQM・経営の理論を勉強し、自分で考え、病院経営を実践するのは容易ではない。両者の調整、統合、融合にはかなりの努力と時間が必要であり、成果がなかなか出ないことも理由であろう。

　本気で、TQMを医療に適用することに興味を持つ人が少ない。「製造業の製品の品質管理（QM）は非製造業には適用できない」、「医療は特殊であり、QMは適用できない」と考えることが要因である。本書は、実践に基づいて、その考え方に反論するものである。

　読者の方には、本書に批判的であるにしても、これを契機に、「質とは何か」、「QM・TQMとは何か」、「医療の質とは何か」、「医療はどうあらねばならないか」を、お考えいただければ幸いである。

　組織運営には、個人の努力も必要であるが、組織としての活動が極めて重

―1―

要である。とくに、TQMに関しては必須である。筆者が、練馬総合病院において実践し、医療界および品質管理界で活動し展開する理由である。成果を学会・研究会、研修会、講演会、雑誌、取材（新聞・TV・雑誌）、出版[1]～[12]、[21]～[85] 等で還元している。

　TQM、病院経営に携わって、30有余年経過した。これまで、ご協力、ご支援いただいた、当財団職員、病院関係者、品質管理関係者、出版（広報）関係者には深甚なる謝意を表したい。

　なお、産労総合研究所の編集者の皆様には、数々のご意見とご配慮をいただいた。感謝申し上げる。

　読者の皆様には、今後の参考にさせていただきたく、ご意見・ご指摘があればお寄せいただきたい。

　医療、品質管理をはじめとする関係者の皆様には、今後も、ご協力、ご支援をいただきたく、宜しくお願い申し上げる。

2025年3月

公益財団法人東京都医療保健協会
情報・質管理部　部長
医療の質向上研究所　研究員
練馬総合病院　名誉院長
飯田修平

目 次

はじめに ……………………………………………………………………… 1

第1章 TQM（総合的質経営）と医療

Ⅰ **TQMの医療への導入・展開の経緯** ……………………………… 11

1．練馬総合病院への品質管理（QM）・TQM導入の契機 …………… 11

2．品質管理界との連携 ……………………………………………… 14

3．医療界への展開 …………………………………………………… 14

4．練馬総合病院の経営戦略の経緯 ……………………………… 16

Ⅱ **医療の基本に関する設問** ……………………………………… 17

Ⅲ **TQMとは** ………………………………………………………… 19

1．基本用語の理解 …………………………………………………… 19

2．医療へのTQM導入における留意事項 ……………………… 20

第2章 品質管理とは何か

Ⅰ **敗戦後の復興は品質管理の導入にある** …………………… 22

Ⅱ **日本におけるQM導入・発展の経緯** ……………………… 23

1．日本におけるQM導入・発展の経緯を米国との関係を軸に提示
する …………………………………………………………………… 23

Ⅲ **なぜ、TQMか** …………………………………………………… 26

1．QC・TQCではなく、QM・TQMとする理由 ……………… 26

2．なぜ、総合的質経営（TQM）が必要か ……………………… 28

Ⅳ **TQM導入における留意事項** ………………………………… 29

1．用語の定義・認識を明確にする ……………………………… 29

2．自組織の理念に基づき、TQM導入の目的、目標を明確にする …… 29

3．最高責任者（理事長・院長・社長等）が本気でTQMを導入
すると意思表明する ……………………………………………… 30

— 3 —

4．多職種、多部署から、中核となる構成員を選出する ………………… 30

5．活動に必要な資源（時間・人・場所・資金・モノ）を投入する …… 30

6．QMの基本的考え方を理解し、実践する ……………………………… 30

7．形式的活動にしない、目的から逸脱しない ………………………… 30

8．進捗管理、活動継続が円滑でない時に、最高責任者および幹部
職員が関与する ………………………………………………………… 30

9．TQM実践は、困難な事項を解決するため ………………………… 30

Ⅴ　QM・TQMの基本的考え方 …………………………………………… 31

1．質優先主義：質追求は組織運営（経営）の基本である ………… 31

2．顧客志向：顧客思考・顧客指向も同義である ………………… 31

3．三現主義：現場・現実・現物を重視する。運用重視の考え方で
ある ………………………………………………………………… 31

4．プロセス思考：工程で質を造り込む ………………………… 31

5．後工程はお客様 ………………………………………………… 32

6．標準化：標準を決めて、基準（標準）内にばらつきを縮減する …… 32

7．継続的改善：たゆまぬ努力 …………………………………… 33

第3章　医療とは何か　医療の基本的事項

Ⅰ　医療とは何か ……………………………………………………… 35

1．定義 ………………………………………………………… 35

2．医療法 ……………………………………………………… 35

3．医療の質とは何か ………………………………………… 36

4．医療の特性 ………………………………………………… 37

5．医療行為とは ……………………………………………… 39

Ⅱ　医療の基本的事項に関する設問 ………………………………… 41

第4章　問題・問題解決

Ⅰ　問題とは何か ……………………………………………………… 49

—4—

1．問題 ……………………………………………………… 49

2．課題 ……………………………………………………… 52

3．問題解決 ………………………………………………… 52

4．課題解決・課題達成 …………………………………… 52

Ⅱ　問題解決の方法 ……………………………………………… 53

1．問題解決における基本的な考え方 ………………… 53

2．問題解決サイクル …………………………………… 55

第5章　TQMの展開方法

Ⅰ　TQMの概要 ………………………………………………… 61

Ⅱ　TQMの展開 ………………………………………………… 61

1．目的、方針、目標、目標設定理由、計画 ………… 61

2．問題解決は楽ではない ……………………………… 62

Ⅲ　QCストーリー ……………………………………………… 62

1．QCストーリーとは …………………………………… 63

2．QCストーリーの各段階の意味……………………… 63

3．問題解決におけるQCストーリー ………………… 63

4．QCストーリーの種類 ………………………………… 64

5．QCストーリーの問題点 ……………………………… 64

Ⅳ　道具の活用 …………………………………………………… 65

1．七つ道具 ………………………………………………… 65

2．その他の道具 ………………………………………… 66

3．道具の活用における留意点、問題点 ……………… 67

第6章　医療におけるTQMの展開

Ⅰ　QM・TQMの観点からの医療法の解釈 ………………… 71

Ⅱ　医療の特性 …………………………………………………… 72

Ⅲ　QM・TQMの医療への展開の準備 ……………………… 76

1．病院医療は組織医療である ……………………… 76

　　2．リスクの認識 ………………………………………… 76

　　3．自分で考え、実践する …………………………… 78

　　4．医療へのTQM導入における留意事項 ………… 79

　Ⅳ　医療界におけるTQM ……………………………… 80

　　1．医療のTQM推進協議会 ………………………… 80

　　2．質管理界との連携 ………………………………… 80

　　3．病院団体の活動 …………………………………… 81

第7章　医療における問題解決の考え方—練馬総合病院の考え方

　Ⅰ　医療における問題解決の考え方 ………………… 83

　　1．QMの考え方は医療に適合する ……………… 83

　　2．医療におけるPDCAサイクル ………………… 83

　Ⅱ　練馬総合病院の経営の考え方 …………………… 86

　　1．経営理念 …………………………………………… 86

　　2．TQM宣言 ………………………………………… 86

　　3．二大経営戦略 ……………………………………… 86

　　4．練馬総合病院（筆者）の経営理論 …………… 87

第8章　練馬総合病院におけるTQM導入と展開

　Ⅰ　組織体制再構築 …………………………………… 95

　　1．組織基盤整備 ……………………………………… 95

　　2．QM・TQM導入の準備 ………………………… 96

　　3．教育・研修 ………………………………………… 96

　Ⅱ　医療の質向上活動（MQI）開始 ……………… 97

　　1．医療の質向上活動（MQI）発足の経緯 …… 97

　　2．なぜ、MQIをするのか………………………… 98

　Ⅲ　練馬総合病院独自の活動 ………………………… 100

Ⅳ　TQMにおけるプロジェクト・委員会活動 ･･････････････････････ 101

Ⅴ　MQI統一主題 ･･ 101

Ⅵ　MQI活動のながれ ･･ 103

　　1．活動計画表 ･･･ 103

Ⅶ　MQI活動の問題点 ･･･････････････････････････････････････ 103

Ⅷ　MQI活動の問題点の対策 ･････････････････････････････････ 104

第9章　TQMの一環としてのMQI推進活動

Ⅰ　統一主題 ･･･ 105

　　1．教育研修主題 ･･･ 105

　　2．統一主題の意義 ･･･････････････････････････････････････ 106

　　3．MQI統一主題の各年度の意味 ･･･････････････････････････ 106

Ⅱ　MQI活動の問題点 ･･･････････････････････････････････････ 107

　　1．QM・TQMおよびMQIの理解不足 ･･･････････････････････ 107

　　2．進捗管理できない ･････････････････････････････････････ 107

　　3．活動終了後の歯止め、標準化が不十分 ･･･････････････････ 108

Ⅲ　MQI活動の問題点の対策 ･････････････････････････････････ 108

第10章　TQMの一環としてのプロジェクト・委員会活動

Ⅰ　プロジェクトとは ･･･････････････････････････････････････ 114

Ⅱ　委員会とは ･･･ 114

Ⅲ　プロジェクト・委員会・MQI ･････････････････････････････ 114

　　1．プロジェクト・委員会・MQIの関係 ･･･････････････････ 114

　　2．プロジェクトと委員会活動の類似点 ･････････････････････ 116

　　3．プロジェクトと委員会活動の相違点 ･････････････････････ 116

Ⅳ　プロジェクト事例 ･･･････････････････････････････････････ 116

　　1．倫理綱領策定プロジェクト ･････････････････････････････ 116

　　2．新病院建築関連プロジェクト ･･･････････････････････････ 117

3．診療記録監査プロジェクト ……………………………………117

4．救急患者受け入れプロジェクト ………………………………119

5．BCP策定プロジェクト …………………………………………119

6．新型コロナ感染症対応プロジェクト …………………………119

7．診療報酬改定対応プロジェクト ………………………………120

8．情報発信プロジェクト …………………………………………120

Ⅳ　委員会の事例 ……………………………………………………120

1．COVID-19対応例 ………………………………………………121

2．委員会に移行後の、診療記録管理委員会 ……………………121

第11章　MQI活動およびプロジェクト事例報告

Ⅰ　MQI活動事例 ……………………………………………………122

1．第2回（1997）　統一主題：情報 …………………………122

2．第18回（2013）　統一主題：再構築 ………………………126

3．第18回（2013）　審査委員（副看護部長）講評 …………130

Ⅱ　BCP策定プロジェクト …………………………………………131

1．練馬総合病院におけるBCPの考え方 …………………………131

2．練馬総合病院のBCP策定の経緯 ………………………………131

3．今後の対応 ………………………………………………………139

第12章　MQI活動発表大会は総決算

Ⅰ　MQI活動発表大会 ………………………………………………145

1．発表大会の概要 …………………………………………………145

Ⅱ　節目（第1回、第10回）の発表大会における院長挨拶 ………146

1．第1回発表大会　主題：時間 …………………………………146

2．第10回発表大会　主題：創る―新病院建築に向けて― ……147

Ⅲ　第20回発表大会（主題：視点を変える）に関する文章 ………150

1．特別講演「質重視の病院経営（Total Quality Management）

―8―

実践—医療の質向上活動の展開—」‥‥‥‥‥‥‥‥‥‥‥‥‥‥‥150
　　2．第20回MQI発表大会開催にあたって ‥‥‥‥‥‥‥‥‥‥‥‥‥151
　　3．第20回チームリーダの所感 ‥‥‥‥‥‥‥‥‥‥‥‥‥‥‥‥‥152
　　4．第20回審査員評価 ‥‥‥‥‥‥‥‥‥‥‥‥‥‥‥‥‥‥‥‥‥152
　　5．第20回MQI発表大会を終えて ‥‥‥‥‥‥‥‥‥‥‥‥‥‥‥155
　　6．第20回MQI発表大会に関する総論的感想 ‥‥‥‥‥‥‥‥‥‥155

用語読解

　　1．学説・定説・通説 ‥‥‥‥‥‥‥‥‥‥‥‥‥‥‥‥‥‥‥‥‥158
　　2．患者第一 ‥‥‥‥‥‥‥‥‥‥‥‥‥‥‥‥‥‥‥‥‥‥‥‥‥160
　　3．自分中心 ‥‥‥‥‥‥‥‥‥‥‥‥‥‥‥‥‥‥‥‥‥‥‥‥‥162
　　4．天職 ‥‥‥‥‥‥‥‥‥‥‥‥‥‥‥‥‥‥‥‥‥‥‥‥‥‥‥164
　　5．Web会議 ‥‥‥‥‥‥‥‥‥‥‥‥‥‥‥‥‥‥‥‥‥‥‥‥‥166
　　6．発表・報告 ‥‥‥‥‥‥‥‥‥‥‥‥‥‥‥‥‥‥‥‥‥‥‥‥168
　　7．患者の権利 ‥‥‥‥‥‥‥‥‥‥‥‥‥‥‥‥‥‥‥‥‥‥‥‥170
　　8．顕在・潜在 ‥‥‥‥‥‥‥‥‥‥‥‥‥‥‥‥‥‥‥‥‥‥‥‥172
　　9．Zero　ゼロ ‥‥‥‥‥‥‥‥‥‥‥‥‥‥‥‥‥‥‥‥‥‥‥‥174
　　10．品質不正 ‥‥‥‥‥‥‥‥‥‥‥‥‥‥‥‥‥‥‥‥‥‥‥‥‥176
　　11．外来語（カタカナ）‥‥‥‥‥‥‥‥‥‥‥‥‥‥‥‥‥‥‥‥‥178
　　12．成果物と「自分で考え、実践する」‥‥‥‥‥‥‥‥‥‥‥‥‥180
　　13．生成AI ‥‥‥‥‥‥‥‥‥‥‥‥‥‥‥‥‥‥‥‥‥‥‥‥‥‥182
　　14．科学 ‥‥‥‥‥‥‥‥‥‥‥‥‥‥‥‥‥‥‥‥‥‥‥‥‥‥‥184
　　15．ライフワーク ‥‥‥‥‥‥‥‥‥‥‥‥‥‥‥‥‥‥‥‥‥‥‥186
　　16．出典・引用 ‥‥‥‥‥‥‥‥‥‥‥‥‥‥‥‥‥‥‥‥‥‥‥‥188

おわりに ‥‥‥‥‥‥‥‥‥‥‥‥‥‥‥‥‥‥‥‥‥‥‥‥‥‥‥‥‥191
索引 ‥‥‥‥‥‥‥‥‥‥‥‥‥‥‥‥‥‥‥‥‥‥‥‥‥‥‥‥‥‥‥193
参考文献 ‥‥‥‥‥‥‥‥‥‥‥‥‥‥‥‥‥‥‥‥‥‥‥‥‥‥‥‥‥199

第1章 TQM（総合的質経営）と医療

Ⅰ TQM の医療への導入・展開の経緯

1．練馬総合病院への品質管理（QM）・TQM導入の契機

　筆者が、QM（Quality Management：品質管理）・TQM（Total Quality Management：総合的質経営）を知ったのは、1992年頃である。

　理事会・病院幹部は、医療法改正（1985年）に伴う地域医療計画への対応をしなかった。赤字経営が続いたが、給与、賞与、福利厚生は黒字の時と変わらなかった。組織存続の危機となった。

　1990年7月、経営再建策検討を目的に委員会が設置され、一外科医の筆者がその構成員に指名された。筆者以外は、理事1名・院長・総婦長（当時の名称）・事務長・診療科長3名・技師1名、計9名であった。資金繰りが厳しく、経費節減の努力では追いつかず、薬剤費の手形支払期限の延長等を検討した。秋、再建策を纏め、理事長に提出したが回答はなかった。埒があかないので、12月、筆者は委員辞任を申出た。そのためではないが、高齢の理事長が死去した。翌1月、委員であった理事が、新理事長に就任した[22]～[24]。

　1991年2月、晴天の霹靂で、筆者が院長就任を打診された。しかし、2月に外科科長となった直後で、これから、新しい外科を構築しようとした矢先だったことと、病院経営をしたいと考えたことがなかったので、お断りした。自分自身は勿論、友人も、「病院経営は不向きである、できない」と思った。しかし、再建委員会で経営の実態を把握していたので、このままでは、倒産は免れない事が明らかであった。自分が勤務した病院が倒産するのは残念であり、共に努力した仲間に申し訳ないので、1週間熟慮した結果、受諾した。

　3月に就任した。後述するように、理事会に諮り、職員への就任挨拶の締めくくりを、当院の経営理念とした。何の準備もなかったが、右往左往する

猶予はなく、諸先輩や関係者を訪問し、病院経営の教えを請うた。しかし、能書きは良いが、経営は赤字の国立・公的病院が多かった。そこで、大阪は商売がうまいから、病院経営も良いだろうと単純に考えて、病院を紹介していただき、訪問した。しかし、部分的には参考となるが、全体として参考とすべき病院は見つからなかった。

　経営に関して、医療界内外を模索するうちに、品質管理（QM・QC[*1]：Quality Control）・TQMを知った[22)〜25)]。調べるほどに、QM・QC・TQMは特別なことではなく、筆者の一外科医としての考え方や経験がそのまま適合することに気づいた。臨床医の経験しかないが、なんとかなりそうだと考えた。全く違和感はなく、QM・QC・TQMを導入することとした。

　例示すれば、診断・治療の経過は、問題解決・PDCAサイクルを回すことと同じである（**図1.1**）（詳細は次章以降提示）。このように考える言説はなかった（現在もない）。むしろ、筆者以外は、医療は特殊だ、一般企業とは異なる。医師に経営は無理だと言う言説ばかりであった。

　以来、病院経営を担当し、「医療とは何か」、「経営とは何か」、「医療経営とは何か」、「如何に経営すべきか」、「質経営とは何か」、「如何に質経営を展開するか」を考え続けている[1)〜12)、21)〜85)]。

*1　我が国のTQCが米国でTQMとされて以来、QMとQCを使い分ける傾向がある。
　　筆者は区別の必要はないと考えるが、混乱しないように併記した（詳細は第2章で提示）

　そして、職員には「品質管理（QM）・TQMとは何か」、「QMの基本的考え方（第2章で詳述）」を説明し、関連図書を紹介した。

　QM/TQMと言って、考えるだけではなく、実践が必要である。しかし、いきなり実践は無理である。

　米国の病院機能評価を参考に、東京都私立病院会（河北病院理事長等）が実施していた病院相互見学（訪問評価）（その後、「医療の質に関する研究会」（質研）となる）が、病院機能評価の準備として、『病院機能評価基準・ガイドライン』原案を作成した。筆者は、『病院機能評価基準・ガイドライ

第 1 章　TQM（総合的質経営）と医療

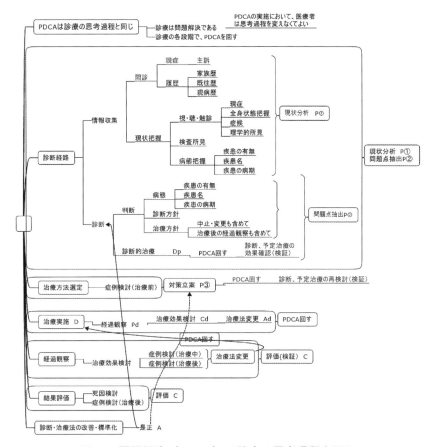

図1.1　問題解決（PDCA）は診療の思考過程と同じ

ン』と審査方法を評価することを目的に、受審を申出た。
　当院職員に、受審の準備を指示し、評価の仕方（評価基準、審査員）も評価するように指示した。当院職員は、どう思ったであろうか。
　質研の会合にも参加し、発言した。これらの取り組みを基に、1995年、財団法人日本医療機能評価機構が設置され、事業が開始された。
　院長就任から5年後、日本医療機能評価機構の病院機能評価が実稼働し

た。その直前の、2日間の役職者研修（伊香保温泉）の総括として、参加者が合議で「『病院の質』の評価が始まる、質向上の活動をしよう」と決議した。医療の質向上活動（MQI：Medical Quality Improvement）の始まりである[*2]（詳細は第8章で提示）[22]~[25]。

[*2]　JICA-国際協力機構　「2. 保健医療分野のTQMと日本の経験　2-3-2　日本の事例　～練馬総合病院におけるTQM～」に、「実際に経営危機を発端としてTQMの導入を試みた最初の病院は、練馬総合病院であるといわれている。」等、その後の活動が、詳しく紹介されている。
https://www.jica.go.jp/Resource/jica-ri/IFIC_and_JBICI-Studies/jica-ri/publication/archives/jica/kyakuin/pdf/200606_hea_02.pdf

2．品質管理界との連携

　日本科学技術連盟、日本品質管理学会等が主催する講演会やQCサークル（QCC）活動発表大会等に参加し、先駆的病院のQCC・TQM活動発表大会にも参加した。

　1991年頃、QCサークル活動発表大会で、発表内容に疑義があったので質問したところ、「時間が無いので、フロアーで質疑してほしい」との座長の発言があった（用語読解6　発表・報告　参照）。不本意であったが、日本科学技術連盟のQCサークル誌の編集者から話があり、後日、QCサークル誌に執筆した。以来、品質管理界と協力してQMシンポジウム、経産省研究事業、厚労省研究事業等に参加している。日本品質管理学会に医療経営の総合的質研究会、安全工学会に医療安全研究会を設置し、定期的に研究会を開催している。学会報告と共に、活動成果の一部を出版している[23]~[29]。

3．医療界への展開

　先駆的病院のQCC・TQM活動発表大会に参加したものの、当時の発表内容はいずれも、歌って、踊って、騒いで等のお祭りあるいは学芸会的要素が多かった。また、内容も単なる小改善の積み重ねに過ぎず、TQMと呼べるものではなかった。

第1章　TQM（総合的質経営）と医療

　内容に関係なく、発表しただけで、座長が拍手を強要することに違和感を覚えた。今でも、学術研究発表においても同様である（用語読解6　発表・報告　参照）。

　医療界にTQMを導入し、展開するためには、医療従事者に受け入れてもらう必要があった。医療従事者の多くは、「医療は品物を扱うのではないから、『品質』というのはおかしい[*3]」、「産業界とは違うので、産業界の品質管理は適用できない[*4]」という。

　そこで、"品"は、"ひん"とも"しな"とも読む。ひんが良い、人品卑しからず、しなを作る、という。品も品質も同じである。また、適用できないのではなく、適用させないのである、と解説した。

[*3]　QC・QMが製造工程から始まったことを受け、水野は、質と品質を区別した[18]。

[*4]　かつて、いや、現在も、この言説が多いが、Juranは当初から、モノだけではなく、サービス、組織管理にも使うと記述している[14), 15)]。

　筆者はいずれでも同じと考えるが、医療界に受け入れやすくするために、医療の品質ではなく「医療の質」、品質向上ではなく「質向上」の用語を使った。

　また、医療従事者にいきなり大義名分（TQMの導入）を押しつけても受け入れられないので、誰も反対できない、「安全確保」を前面に出した。

　そうして、筆者が企画・運営し、四病院団体協議会主催の「医療安全管理者養成講習会」を実施した[22)]。数年後に各団体主催となり、全日本病院協会主催で継続している。

　最初から、単に安全確保を目的とするのではなく、情報技術・情報を活用し、医療の質を向上し、安全を確保する。結果として、病院経営に貢献することを基本理念とした。QM・TQMが基軸である（図1.2）。

　医療安全管理者養成講習会の講師は、医療経営者や医療実務者、医学研究者、企業経営者、実務者、品質管理研究者等にお願いしていることが、他の研修会にはない特徴である。

— 15 —

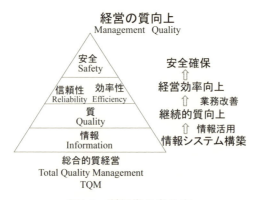

図1.2　質経営の考え方

4．練馬総合病院の経営戦略の経緯

　本書の趣旨『TQMの医療への適用―練馬総合病院の考え方と実践―』を展開するにあたり、当院の経営の考え方（詳細は第7章で記述する）、院長就任から現在までの練馬総合病院の経営戦略の経緯の概要を図示する（図1.3）。

　院長就任前年に医事システム導入を中核として推進した。院長就任直後に、理念／方針を明示し、諸制度を設置あるいは改定した。

　重点方針として、職員の意識改革、情報発信・信頼の創造（情報共有、情報統合、情報活用）を段階的に設定した。それを実現するために、仕組み（体制）整備が必須であり、"情報"がその基盤となることが明らかであり、中段の情報システム導入・構築を図った。

　質重視と言っても、その基盤として、情報システムを構築し、質を向上し、信頼性／効率性を向上し、安全を確保し、質を向上し、結果として組織改革・変革が達成される（図1.2）。

　ほとんど全ての取り組みを、既存の仕組みを組織に適合させ、独自に開発（内製）[22]し、あるいは、一部を委託（共同開発）している。これらが基盤となって、最下段の医療の管理（質の向上）・経営の管理（効率化）すなわち、質の管理・MQIができる。

第1章 TQM（総合的質経営）と医療

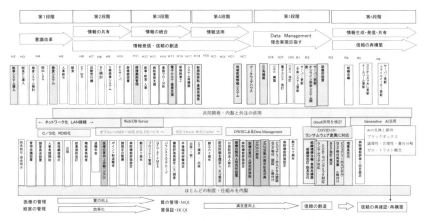

図1.3　練馬総合病院の経営戦略の経緯

Ⅱ 医療の基本に関する設問

　TQMと医療の基本に関する考え方を把握するために、筆者は多くの講演会や研修会、職員採用面接等で、「医療の基本に関する設問」[43)〜54)]（**表1.1**）を用いている。これは、「医療」、「質」、「組織運営」をどう考えるかを問うものである。当院の研修医、情報・質管理部職員等の採用面接時にも使用している。

　設問の正解はない。曖昧な設問で、場合により異なるという意見もあろう。どちらかといえば、自分の考えに近い方に◎をつけていただきたい。各自の考えが重要である。第3章で解説する。本書を読む中で、変化することもあろう（用語読解　序文　参照）。

表1.1　医療の基本に関する設問

医療の基本に関する設問

熟慮せずに、どちらかといえば、自分の考えに近い方に、○をつけてください。

1　医療は特殊である。　　　　　　　　　　　　　　　　　　　　　　　（はい・いいえ）
　　"はい"と答えた方は、その理由は（　　　　　　　　　　　　　　　　　　　　　　　）
2　医療は公益事業である。　　　　　　　　　　　　　　　　　　　　　（はい・いいえ）
3　医療では収益をあげてもよい。　　　　　　　　　　　　　　　　　　（はい・いいえ）
4　良い医療をすると、赤字になる。　　　　　　　　　　　　　　　　　（はい・いいえ）
5　赤字になっても、良い医療をするべきである。　　　　　　　　　　　（はい・いいえ）
6　赤字の補填は国がすべきである。　　　　　　　　　　　　　　　　　（はい・いいえ）
7　医療の本質は非営利事業である。　　　　　　　　　　　　　　　　　（はい・いいえ）
8　患者さん第一の医療をするべきである。　　　　　　　　　　　　　　（はい・いいえ）
9　患者さんの意向が絶対である。　　　　　　　　　　　　　　　　　　（はい・いいえ）
10　患者の治療は、すべての病院職員が把握しているべきである。　　　（はい・いいえ）
11　医療では経営のことを考えてはいけない。　　　　　　　　　　　　（はい・いいえ）
12　経営面を考えると、営利企業のほうが病院経営に向いている。　　　（はい・いいえ）
13　医療保険財政難解消には自己負担増もしかたがない。　　　　　　　（はい・いいえ）
14　患者には権利と共に義務もある。　　　　　　　　　　　　　　　　（はい・いいえ）
15　医療者には献身の精神が必要である。　　　　　　　　　　　　　　（はい・いいえ）
16　医療者は患者にすべて真実を話さなければならない。　　　　　　　（はい・いいえ）
17　患者満足には限りがないので、対応が困難である。　　　　　　　　（はい・いいえ）
18　TQM（総合的質経営）は業務改善が第一の目的である。　　　　　（はい・いいえ）
19　全員参加の、自主的活動が望ましい。　　　　　　　　　　　　　　（はい・いいえ）
20　好きなことを、楽しく活動することがよい結果を生む。　　　　　　（はい・いいえ）
21　サークルメンバーは同じ方が継続できるので、固定した方がよい。　（はい・いいえ）
22　発表大会は、楽しく賑やかなのが良い。　　　　　　　　　　　　　（はい・いいえ）
23　病院は支援することが重要である。　　　　　　　　　　　　　　　（はい・いいえ）
24　院長等は推進委員に任せ、見守ることが重要である。　　　　　　　（はい・いいえ）
25　業務改善であるので、勤務時間内にするべきである。　　　　　　　（はい・いいえ）
26　QC・TQC等の改善活動は一般企業と同じには行かない。　　　　　（はい・いいえ）
27　QC・TQC等の改善活動を（1実施中　2検討中　3考えていない　4かつて実施した）
28　1無床診療所　2有床診療所　3病院（1一般　2ケア・ミックス　3老人　4精神）　4その他
29　職　種（1看護師　2事務　3MSW　4医師　5技師　6薬剤師　7その他）
30　職　位（1事務長・部長　2課・科長　3係長　4主任　5理事長・院長・副院長　6その他）
31　年　齢（〜19、20〜29、30〜39、40〜49、50〜59、60〜）
32　性　別（男・女）

　　　　　　　　　　　　　　　　　　　　　　　　ご協力有り難うございました。

参考
TQM：Total Quality Management　　QC：Quality Control　　TQC：Total Quality Control

— 18 —

第 1 章　TQM（総合的質経営）と医療

Ⅲ　TQM とは

1．基本用語の理解

　TQM を考える前提として、基本用語の理解が必要である[27)〜30)、32)]。用語の定義・認識が異なり、あるいは、曖昧であると、意見交換・議論があやふやになるからである。

　以下に基本用語の一部を提示する。

① （品）質（Quality）

　Joseph M. Juran の定義によれば、「Quality is fitness for use.」[14)、15)] すなわち、質とは顧客要求への適合[*5]である。

　本来備わっている特性の集まりが要求事項[*6]を満たす程度である（ISO9000）。

＊5　適合とは、要求事項を満たしていることである。

＊6　要求事項とは、明示されている、通常暗黙のうちに了解されている、または義務として求められている、ニーズ又は期待をいう（ISO9000）。

　　　質（Q）の要素は、質（Q：Quality）、価格（C：Cost）、納期（D：Delivery）とされている。しかし、筆者は、論理的整合を考慮して、質（Q）＝ f（質・q、価格・C、提供体制・D）としている。q は、製品・サービス[*7]そのものの質である。

＊7　サービスとは、利用者に提供される一群の機能をいう。

② 経営[*8]（Management[*9]、Administration[*10]）

　有限の資源を活用した組織[*11]運営をいう（飯田）。

＊8　表1.1 設問11で、経営とは金儲けであると考える人が多かった。

＊9・＊10　Management（全体）と Administration（特定範囲）を区別する考え方もあるが、対象、粒度の違いであり、基本は同じである。筆者は区別しない。

＊11　組織とは、共通の目的を達成するために協働する集団をいう（飯田　図7.8参照）。

— 19 —

③　管理（Control[*12]、Management[*13]）

管轄し処理すること。良い状態を保つように処置すること。とりしきること（広辞苑第六版）。

[*12]・[*13]　ControlとManagementを区別する考え方もあるが、対象、粒度の違いであり、基本は同じである。筆者は区別しない。例示すれば、TQCとTQMである。

④　品質管理（QM：Quality Management）

品質要求事項を満たすことである（ISO9000）。すなわち、顧客要求に適合した品質の製品またはサービスを経済的に作り出すための手段の体系をいう。

⑤　総合的質経営（TQM：Total Quality Management）

経営科学・管理技術の方法論、学問としての経営科学、組織改革・改善のツール、経営科学としての体系、ある領域での知識・技術が持つ（潜在）能力を最大限に引き出すプラットフォームをいう（TQM委員会1998）。

組織活動における「品質」全般に対し、その維持・向上を図るための考え方、取り組み、手法、仕組みなどの集合体をいう。

組織の最高責任者が指示し、組織を挙げて行うのがTQMであり、個別の改善活動の集積ではない（飯田）。

⑥　医療（Health care）

医療とは、医学の社会的適応である（故武見太郎日医会長）。

心身の障害に対するお世話（care）である。ヘルスケア・療養をいう（飯田　第3章参照）。

２．医療へのTQM導入における留意事項

医療へのTQM導入における留意事項は以下である。

①　前項で解説したように、用語の定義・認識を明確にする

②　自組織の理念に基づき、TQM導入の目的、目標を明確にする

第1章　TQM（総合的質経営）と医療

③　最高責任者（理事長・院長）が本気でTQMを導入すると意思表明する

④　多職種、多部署から、中核となる構成員を選出する

⑤　活動に必要な資源（時間・人・場所・資金・もの）を投入する

⑥　QMの基本的考え方を理解し、実践する（第2章参照）

⑦　形式的活動にしない、目的から逸脱しない

⑧　進捗管理、活動継続が円滑でない時に、最高責任者および幹部職員が関与する

⑨　TQM実践は、困難な事項を解決するためであり、楽な事項は、TQMの枠内ではなく、日常業務の中でする（あえて言えば、日常活動もTQMの枠内といえる）

　具体的かつ詳細な運営に関しては、第5章以降で提示する。

第2章 品質管理とは何か

Ⅰ 敗戦後の復興は品質管理の導入にある

　我が国の産業界は、敗戦後のモノ*¹不足、「安かろう、悪かろう」*²の時代から、急速な発展を遂げ、20年もしないうちに、「品質日本」と言われるまでになった。

　我が国におけるQMの嚆矢は、敗戦後のGHQの統治戦略としての、情報・通信技術の改善であった。当時の日本は、情報・通信の基本要素である真空管の品質が劣悪で、検査により不良品を撥ね（検品*³）、歩留まりは50％程度であった。検品が、QMと捉えられていた。GHQにより、製造の最終段階（出荷）ではなく、工程で質を造り込む*⁴というQMの基本的考え方（工程管理）が導入された。

* 1　モノ（もの）とは、物・者であり、モノには具体的な物体のみならず、人の行為・作業・業務・処理・処置・配慮・もてなし・体験・経験も含む広範な概念として捉えるようになった。ISOでは、製品・サービスとされる。
* 2　モノ（もの）不足の時代には、「安かろう、悪かろう」と言われ、多少の不具合は許容され、モノ（もの）を提供することでよかった。しかし、モノ（もの）が充足すると、出来映え（善し悪し・質）が問われるようになった（図4.4　要求水準逓増の法則　参照）。
* 3　不良品を出荷しない目的でする検査。検査には種々の方法があるが、不良ゼロ（完全）を目指すと、膨大な時間と費用がかかる。また、不良ゼロは不可能である（用語読解9　ゼロ　参照）。
* 4　企画段階から工程の質を確保して、製品・サービスの質を確保する考え方（質保証）である。結果として、質が向上するだけではなく、検品よりも全体の費用が低下する。

— 22 —

第2章　品質管理とは何か

Ⅱ 日本における QM 導入・発展の経緯

1. 日本におけるQM導入・発展の経緯を米国との関係を軸に提示する

　1924年、ウェスタン・エレクトリック（AT&Tの製造部門）の検査技術部門に所属するシューハートは、品質管理の分野に推測統計学を適用し、管理図*5の概略図とプロセス品質管理の基本原則と考慮すべきことを1ページのメモに記述した。問題を「特殊原因」と「共通原因（偶然原因）」に区分し、それらを区別する道具として管理図を導入した。この取り組みまでは、米国においても、検品によるQMを行っていた。

　1946年、サラソンにマッカーサー元帥司令部への出頭命令が届いた。

　1948年、ウエスタン・エレクトロニックのエンジニアでありGHQの民間通信局（CCS）に所属するチャールズ・プロッツマンが加わった。

　1949年、2人は、日本人が高品質な製品を生み出すには、基礎から近代的マネジメントを学ぶ必要があると考え、日本の企業経営者を対象としたマネジメント講座を実施した。

　サラソンとプロッツマンの功績は、後述のデミングやジュランと比較して、ほとんど評価されていない。しかし、本講座およびデミングやジュランセミナーの受講者から、日本の情報・通信業界の中心となる人々を輩出したことが、本講座の意義と成果の証座である。

　1950年、日本科学技術連盟（日科技連）が米国の統計学者デミング博士を講師に、デミングセミナーを実施した[13]。デミングは、管理図と継続的改善*6（Spiral up）の考え方を提示した。これを契機に、日本企業にQMの重要性が根付いた。デミング博士は日本の品質経営の父と呼ばれた。日科技連はセミナーテキストの収益で「デミング賞」を設置した。

　1954年、コンサルタントのJ・M・ジュラン博士を講師に経営セミナー[14]を開催した。製品の品質だけではなく経営の質を重視し、1964年、『Managerial Breakthrough: A New Concept of the Manager's Job』（McGraw-Hill）を出版した。

—23—

米国のQMの考えを基に、日本独自のQMの手法が開発され、高度経済成長期の1975年ごろから、現場中心のQMから全社的なQM（TQC）へと発展した。製造に直接関わらない（間接）部門でもQMを実践するようになった。

　日本製品の高品質、低価格が世界を席巻し、世界的にも高品質と認知されると、その基本であるTQCに注目が集まった。

　1980年、米国NBCテレビで放送された「IF JAPAN CAN…Why Can't We?」[7]で日本のTQCが取り上げられ、世界の製造業に影響を与えた。米国で、日本のTQCを参考にTQM（Total Quality Management）を展開し、TQCを審査基準ないし経営モデルとしていたデミング賞に習って1987年商務省長官マルコム・ボルドリッジは国家品質賞（Malcom Baldrige National Quality Award：MB賞）を創設した。

　1980年代に米モトローラが、日本企業によるQCサークル活動を参考にし、統計学的手法を取り入れ、シックスシグマ（6σ[8]）を開発した。

　1990年代に、これを経済再生の切り札として企業への導入を促進し、米国は世界経済の覇権を回復した。

　TQMとMB賞の成果は日本でも研究され、1995年社会経済生産性本部により日本経営品質賞が制定されると共に、日科技連は1996年「TQM宣言」によってTQCをTQMに呼称変更し、デミング賞の審査基準も修正した。長期構造不況下の日本企業は熾烈な国際競争に対応するために、両賞の受賞を目指して経営革新に努力した。

　しかし、品質問題が頻発し、日本の製品・サービスの信頼の低下を回復するために、産・官（経産省）・学（品質管理学会・大学等）が「品質立国日本」を目指して、コンソーシアム「日本ものづくり人づくり質革新機構」を組んで活動した（2001-2003）。筆者は理事として参画した。種々の成果があったが、その後も、品質問題が頻発[9]し現在に至る。

＊5　・製造業の品質管理などに用いられる図で「QC七つ道具」の一つである。品質のばらつきを時系列に図示（図2.1）して、工程の安定度合いを把握する道具（ツール）。
　　　・生産における、品質や製造工程の管理の安定度合いを判定する図。非製造業や非

— 24 —

第 2 章　品質管理とは何か

　　製造部門にも適用されている。状態を時系列に図示し、従来の傾向と異なるデータや管理限界線を逸脱したデータの有無から異常の発生を判定する（図2.1）。目的により異なるが、一般には、平均値±3σ（標準偏差）（正規分布における占有率99.7%）を管理限界線とする。
　　医療では、大量（モノ・行為等）に扱わないので、平均値±2σ（占有率95.5%）とすることが多い。

*6　デミングは、QMセミナーのテキスト[13]でSpiral upと表現したが、PDCAサイクル、Demingサイクルとは言っていない。管理の輪（circle）をspiralに回すと言った。いつ、誰が、PDCAサイクルと命名したかは、当時のQMの重鎮に聞いても不明である。

*7　当時の米国は経済戦争に敗北し、経済が低迷していた。本放送により、日本の奇跡的経済発展は、TQCにあり、デミングセミナーの成果であることが認識された。それまでは、デミングは統計学者であり、QMに関する業績は全く評価されなかった。本放送後、米国の多数の有名製造業がデミングの教えを請うた。その成果は、米国産

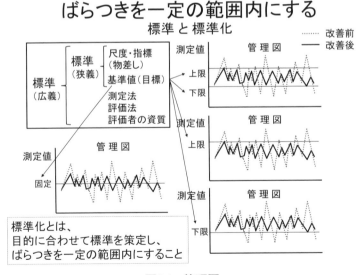

図2.1　管理図

— 25 —

業界、経済の復興として示された。

　The Deming Instituteは、35年間一般公開されなかったNBCテレビ放映プログラムの永久権利を確保し、Webサイトで公開した。

https://www.youtube.com/watch?v=vcG_Pmt_Ny4&t=5s

＊8　日本のTQC（品質管理活動）に定量的な評価を加えて再構成して発展させた品質マネジメント（経営）である。

　ある品質特性値（平均値、標準偏差σ）が正規分布に従う製品不良の発生状態において、「100万回の作業において不良品の発生を3.4回に抑える」ことのスローガンとしてシックス・シグマ（6σ）が使われ、定着した。GE（General Electric Company）のCEOジャック・ウェルチが強力な指導力で、経営全体のプロセス改革に適用して大きな成果を挙げ、体系化して発展させ、全世界に拡げた。

　TQCの考え方を再構築したものと言える。1990年代後半になって日本にも紹介された。

＊9　製造業における品質不正の問題が頻発している。組織的な継続性や、悪質性の高い例も多い。「日本品質」といわれてきた世界の評価も落ちている。「あのトヨタ」でさえ品質問題を発生させている。米・独等、国外においても同様である。医療に関して言えば、製薬業界においても大きな問題となり、報告書が纏められた。

　品質管理界においても、再度、検討されている。「ZD」（用語読解9　Zero　ゼロ）ではないが、解決は困難である。人と組織の両方の問題である。悪意、犯罪は本書の対象外であるが、悪意のない意図的不遵守（まぁ、いいか）は防止困難である。『医療のTQM七つ道具』[26] の7番目に「まぁ、いいか防止メソッド」を開発した。永遠の問題である。

Ⅲ　なぜ、TQM か

1．QC・TQCではなく、QM・TQMとする理由

①　ControlとManagementの違い

　ControlとManagementは違うという考え方が一般的である。この理由は以下の2つである。

— 26 —

第2章　品質管理とは何か

　i　それぞれの用語の一般的な、あるいは、辞書の定義が異なる。

　ii　QMにおいても、TQCとTQMを区別して考える（定義する）のが一般的である。

　その考え方の要点は、Controlとは、支配、取り締まり、管理、監督、管制、抑制（力）、制御、統制、規制、制球（力）である。Managementとは、経営、管理、経営力、経営の方法、経営学、経営陣、経営者側、取り扱い、統御、操縦である。

　一般的な考え方を、一部修正して、**表2.1**に提示する。

　類似の用語の、Administrationは、管理、運営、経営、統治、行政、施政、管理者側、経営者陣、（大学などの）本部、当局である。

　Administrationを、ControlとManagementの中間的意味で用いる場合が多い（**図2.2**）。

②　ControlとManagementを区別しない考え方

　第1章で述べたが、筆者は、ControlとManagementを区別しない。むしろ、区別する必要が無いと考える。したがって、QCもQMも同じと考える。

表2.1　ControlとManagement

		Control（管理・監督・統制）	Management(管理・運営・経営)
意味		指示または規制する権限	
			人,金,時間等の資源の整理および指示
		状況や問題を管理または処理	
			ビジネス、組織、またはプロジェクトの管理または監督
		秩序や安定性維持のための制限または規制	
			責任ある効率的な方法でする制御または処理
相違点	範囲	秩序と安定性を維持するための監視、規制、および制限	目標達成のための資源の計画、編成、調整
	責任	組織またはプロジェクト内の特定の側面または要素	組織またはプロジェクトの成功または失敗
	焦点	短期的な秩序と安定性維持	長期的な目標と目的の達成
	階層	組織またはプロジェクトの種々の階層	上級職と意思決定の役割保有者

— 27 —

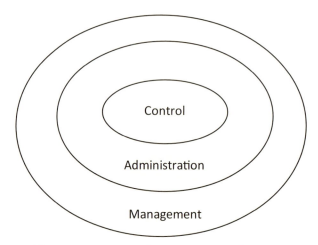

図2.2　ManagementとAdministrationとControl

　我が国では、当初、ControlとManagementを区別しておらず、共に、(品)質管理であった。TQCをTQMとして発展させ、逆輸入したとき以来、区別するようになり、TQCも使われなくなった。

　日本式TQCは海外のそれとは区別すべきとして、CWQC (Company-wide Quality Control) と呼称した[17)〜20)]。当時 (1980年代) のJIS Z 8101では、CWQCとは「品質管理を効果的に実施するためには、市場の調査、研究・開発、製品の企画、設計、生産準備、購買・外注、製造、検査、販売およびアフターサービスならびに財務、人事、教育など企業活動の全段階にわたり、経営者をはじめ管理者、監督者、作業者など企業の全員の参加と協力が必要である。このようにして実施される品質管理を、全社的品質管理 (company-wide quality control、略してCWQC) という」と定義している。TQMが導入されて以来、CWQCと言う必要がなくなった。

2．なぜ、総合的質経営 (TQM) が必要か

　総合的品質管理ではない理由は、TQMからControlの管理・統制の意味を排除したいからであろう。総合的質経営の用語は違和感なく用いられてい

第2章　品質管理とは何か

る。

　経営とは、制約条件[*10]における組織運営である。経営とは、問題解決である。内部および外部の環境の変化が著名かつ予測不可能の時代では、個別の部署、職種、階層の努力では対応できない。相互に関連しており、一部の修正・変更が、他部署、他業務に影響を及ぼすことが多いからである。よかれと考えても、部分最適ではなく、全体最適を図らなければならない。そのためには、経営者の明確な方針に基づいて、組織的に取り組まなければならない。これが、総合的質経営である。

*10　第1章　経営の定義（有限の資源を活用した組織運営）から明白である。

Ⅳ　TQM導入における留意事項

　第1章で、TQM導入における留意事項9項目を提示した。これらは、全分野に適合する事項である。（医療に関する留意事項は、第6章参照）

1．用語の定義・認識を明確にする

　基本的用語の定義・認識が軽視されがちで、共通認識が無いことが多く、活動の方向がぶれやすい。用語の定義・認識は基本的事項である。

　部署毎、職種毎に用語の定義、意味が異なる場合が多い。前述の如く、関連して業務を遂行し、業務が複雑化しているので、用語の定義・認識を共有しなければならない。

2．自組織の理念に基づき、TQM導入の目的、目標を明確にする

　7．に関連するが、理念、目的、目標を明確にしないと、形式的になりがちである（図7.6　扇の理論　参照）。

― 29 ―

3. 最高責任者（理事長・院長・社長等）が本気でTQMを導入すると意思表明する

2. と共に、組織方針として明確に組織内に徹底する。

4. 多職種、多部署から、中核となる構成員を選出する

組織的活動とするために、当該業務に関係する部署、職種から中核構成員を選出する。

5. 活動に必要な資源（時間・人・場所・資金・モノ）を投入する

業務としての活動であり、課外活動ではない。経営資源の投入が不可欠である。

6. QMの基本的考え方を理解し、実践する

QMの基本的考え方と方法を理解しなければならない。

7. 形式的活動にしない、目的から逸脱しない

2.3.で解説した。活動することが目的化しがちである（図7.6　扇の理論　参照）。

8. 進捗管理、活動継続が円滑でない時に、最高責任者および幹部職員が関与する

進捗が円滑でないことが当たり前であり、適時適切に指導、修正しなければならない。

9. TQM実践は、困難な事項を解決するため

楽な事項は、TQMの枠内ではなく、日常業務の中でする。あえて言えば、日常活動もTQMの枠内と言える。

通常業務の中では解決できない事項を選択する必要がある。容易に解決できそうなテーマを選択しがちである。8.と共に、幹部職員、推進（支援）者の能力が問われる（図8.2　リーダシップ双方向論　参照）。

第2章　品質管理とは何か

具体的かつ詳細な運営・方法（ツール）に関しては、次章以降提示する。

Ⅴ　QM・TQM の基本的考え方

QM・TQMの基本的考え方は以下の通りである。

1．質優先主義：質追求は組織運営（経営）の基本である
質重視は、質の定義（質とは顧客要求への適合である）から明白である。

2．顧客志向：顧客思考・顧客指向も同義である
顧客とは、外部顧客だけではなく、内部顧客もある。外部顧客には、製品・サービスの受け手と共に、組織外の関係者もいる。内部顧客には、従業員のみならず、役員がいる。従業員からみると、同僚、上司、部下も内部顧客である。

顧客要求に適合するには、顧客要求を把握する必要がある。顧客要求には、顕在要求（顧客が明示する要求）と潜在要求（顧客が明示しない、あるいは、明示できない要求）がある（用語読解8　顕在・潜在　参照）。

顧客要求を把握し、要求に対応した業務機能を抽出し、必要な経営資源を配賦する（QFD：Quality Function Deployment：品質機能展開）[11]。

6 σは、VOC（Voice Of Customer：顧客の声）抽出から始まる。

3．三現主義：現場・現実・現物を重視する。運用重視の考え方である
その前提として、原理・原則に基づく必要がある。理論に基づく実践である。これを五ゲン主義という。

4．プロセス思考：工程で質を造り込む
前述したが、検品で質を担保するのではなく、企画（設計）の段階から、工程分析に基づき、質を担保する。

— 31 —

工程分析において、目的、目標により、検討する粒度[*12]が異なる。粒度の問題は軽視されがちであるが、重要である。

5．後工程はお客様[*13]

　内部顧客の重視・業務の継続性を表現する言葉である。業務は並行あるいは継続している。自行程に責任を持ち、次行程に引き継がなければならない。4.プロセス思考に関連（工程内で保証する）して、自工程完結と呼ばれる（図2.3）。

　筆者の造語であるが、「前工程もお客様」の考え方が重要である。業務は繋がっているので、前工程が引き渡しやすいように、後工程が引き継ぐ準備をする必要がある。

6．標準化：標準を決めて、基準（標準）内にばらつきを縮減する

　ルールや規則・規制などの"取り決め"を標準という。

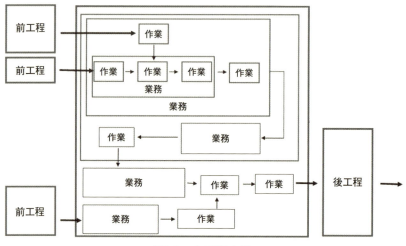

図2.3　自工程完結

標準化とは、「もの」や「事柄」の単純化、秩序化、試験・評価方法の統一により、製品やサービスの互換性・品質・性能・安全性の確保、利便性を向上すること。

ばらつきの縮減は、管理図（脚注*5）と6σ（脚注*7）で解説した。

7．継続的改善：たゆまぬ努力

平均値を上げようとしても簡単ではないが、ばらつきを縮減すると、平均値が上がる。さらに、ばらつきを縮減すると、平均値が上がる。この繰り返しを継続的改善（質向上）という（**図2.4**）。6．と7．は一対である。

*11　1978年に水野滋、赤尾洋二が体系化した手法で、顧客に満足が得られる設計品質を設定し、その設計の意図を製造工程までに展開することを目的とする。

医療（医療の提供）では、患者の真の要求が把握しにくい。QFDを用いると、患者及び医療従事者へのアンケート調査の元データから、要求品質を抽出し、業務（機能）品質と対応関係を把握できる。極めて重要な手法であるが、医療機関で実施することは困難である。筆者は、赤尾教授のご指導を得て、数年間実施したが、MQI活動が多岐に亘り、QFDの継続が困難になった。赤尾教授主催のQFD Forumにおいて、

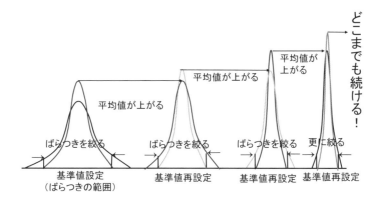

図2.4　質管理　標準化と継続的改善

講演の依頼を受け、「QFDは単なる手法ではなく、素晴しい哲学である」と締めくくった。

*12　検討・分析対象の粒の大きさである。医療関係者には理解困難な用語である。
　　　辞書に寄れば、粉状物体の粒子の大きさの度合い（大辞林）。粉・土・石・骨材などの大小の粒の分布状態。また、その粒子の大きさ（Goo）。

*13　石川馨が製鉄会社の指導時に工程間の協力体制構築のために発案した言葉[17]、[19]。

　継続的改善（脚注*6）で解説したように、継続的改善は、問題解決（PDCA）サイクルを回すことである（詳細は第4章参照）。

第3章 医療とは何か 医療の基本的事項

I 医療とは何か

1．定義

　医療とは、医学の社会的適応である（故武見太郎）。心身の障害に対するお世話（Care）である（筆者）。

　診療とは、医の行為（Medical Care）である。

　療養*1とは、健康に関するお世話（Health Care）である。短期療養（医療）と長期療養（医療・介護）があるが、共に医療である。医療と同義である（筆者）。その証拠に、「保険医療*2機関及び保険医療養担当規則」は短期療養と長期療養を含んでいる。

2．医療法

　医療法に医療・病院の在り方（提供の理念）が明記されている。要点は以下の通りである。

・第1条

　　医療を受ける者による適切な選択を支援する。

　　医療の安全を確保する。

・第1条の2の医療提供の理念として、

　　生命の尊重、個人の尊厳の保持

　　信頼関係に基づき、良質、適切な医療を提供

　　国民の努力に基づき、医療を受ける者の意向を尊重

　　施設の機能に応じ効率的、有機的な連携

・第1条の3・4

　　国及び地方公共団体の責務と医師などの責務

　　良質、適切、効率的

— 35 —

・第1条の5

　　病院は、科学的かつ適切に、組織的医療を提供する施設である。

　　筆者は、本条文を「病院は、チーム医療であり、TQMを実施しなければならない」と解釈する。したがって、総合的質が問われる。

3．医療の質とは何か

　　QM では、質（Quality）の要素は Quality（品質）、Cost（コスト）、Delivery（納期）という。Q＝f（Q・C・D）ということになり、論理的整合がない。筆者は、quality（製品・サービスの質）、Cost（コスト）、Delivery（提供体制）、すなわち、Q＝f（q・C・D）を提唱している（**図3.1**）。医療においても同様である（**図3.2**）。

　　医療の質の要素は、以下の通りである。

　　　診療の質：技術・能力・成果

　　　付帯サービスの質：設備・接遇・その他

　　　提供体制の質：制度・組織・運営

　　　経済性：費用対効果・効率性・支払制度

　　提供する主体は、以下の通りである。

　　　マクロでは、国、病院団体、医師会等職能団体、保険者

　　　ミクロでは、病院、部署・職種、個人

質とは何か

$$Q = f(\quad q \quad \cdot C \cdot D)$$

質 ＝ f（製品やサービスの質・価格・提供）

$$Q = f(\quad q \quad \cdot C \cdot D \cdot E)$$

質 ＝ f（製品やサービスの質・価格・提供・環境負荷）

LCC（life cycle cost）

信頼性

順番は、組織の目的・方針による。

どの要素を重視するか。

図3.1　質の要素

— 36 —

第3章　医療とは何か　医療の基本的事項

医療の質とは何か

$Q = f(q \cdot C \cdot D)$

質 = f（受診から予後まで・**費用**・受診容易性/提供体制）

$Q = f(q \cdot C \cdot D \cdot E)$

質 = f（接遇/苦痛の程度/診断/治療効果/予後・**診療費・**
　　自己負担金・待ち時間/待機期間/機器/設備・**廃棄物**）

LCC　　　信頼性

図3.2　医療の質の要素

４．医療の特性

医療は特殊ではないが、以下の特性がある。

① リスク性

不具合を持ち、状態が常に変化する患者を対象とする。また、治療に対する反応は患者毎、状態毎に異なり一様ではない。

② 不確実性

①に関連して、想定外の反応や経過をとる場合が常である。

したがって、最善を尽くすが、結果を保証できないのである。

③ 侵襲性

医療行為は不具合を持つ者に対する侵襲行為である。必要であるが、障害行為である。

手術・処置は勿論、薬剤投与も毒物投与である。

④ 不良（品）対応

不具合（不良）を持つ対象である。良品を選択できない。不具合がなけれ

— 37 —

ば受診しない。健康診断も、不具合（不良）に対する、不安解消の手段である。

⑤　受動性

患者の来院を契機に始まる。患者の状態の変化に対応する。

⑥　自己修復性（免疫・自然治癒力）

生体には自己修復力がある。アレルギー反応、免疫疾患等の過剰反応もある。

⑦　科学性と非科学性の複合

必ずしも、科学的根拠[*3]があるとは限らない。前例、習慣、経験則による場合がある。

⑧　個別性

多様性のある個人を対象とする。一律には対応できない。大量生産はできない。

⑨　緊急性

不具合は、予定通りではなく、突然発生する。生命に重大な影響を及ぼす場合には、待ったがない。したがって、病院は、24時間、交代勤務で、年中無休である。

⑩　地域性

例外を除いて、基本的に、患者は、地域内から来院する。大学病院でさえ、交通機関による制約が大である。

⑪　準委任契約[*4]

最善を尽くす義務はあるが、結果は保証できない。

⑫　ヒューマンファクター（人的要因）
　モノ（施設・設備・機器・資材等）を道具として使うが、基本的に、人が人に対する行為である。

5．医療行為とは

　医療行為とは、医療資格職による、心身の障害者（患者）に対する、不具合の軽減あるいは除去である（図3.3）。目的、行為、状況により規定される。外見は同じ行為でも、医療である場合と医療でない場合がある（図3.4）。

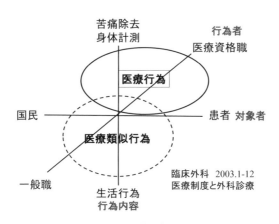

図3.3　医療行為とは

目的 何のために	行為者 誰が	対象 誰に	場所 どこで	内容 何を	医療行為か 医療類似行為か
状態把握（養護）	母	子供	自宅	体温計で 測定	医療類似行為
状態把握（治療）	看護師	患者	病院		医療行為
状態把握（養護）		友人	公民館		医療類似行為
状態把握（養護）	母	子供	自宅	傷の消毒	医療類似行為
治療	看護師	患者	病院		医療行為
治療			居宅		
養護		友人	公民館		医療類似行為

図3.4　医療行為は状況により規定される

＊1　「保険医療機関及び保険医療養担当規則」（療養担当規則）に急性期治療後の患者を
　　　長期入院させる施設として、医療療養病床と介護療養病床を規定している。すなわち、
　　　長期入院治療を療養と定義している。筆者は、「療養型病床群」設置時から、療養担
　　　当規則の表題と矛盾があり、名称に問題があると指摘しているが、変わらない。

　　　　これが理由か分からないが、医療者の多くは、療養とは長期療養と勘違いしている。

＊2　医療機関における医療の大部分は保険医療であり、自費診療は一部である。このこ
　　　とから、自費診療の代表である、健診は医療ではないと誤解する医療者が多い。事実、
　　　医療事故調査制度の検討会で、医療側の学識経験者の間違った発言があった。

＊3　科学的根拠は、絶対的なものではない。その当時の理論、原理、原則に基づいて説
　　　明可能、再現可能、検証可能なものである。したがって、観測と実験が重要とされる。
　　　地動説と天動説が典型例である。

　　　　かつて、スポーツで、ウサギ跳びを強要し、水分補給はしない方が良い、肩を冷や
　　　してはいけない等々の間違った指導が多かった。しかし、鰯の頭も信心からと言われ
　　　るように、気持ちの持ち方で落ち着き、疾患が軽快することもある。典型が偽薬（プ
　　　ラシーボ）効果である。これは科学的に証明され、臨床で利用されている。悪意のニ
　　　セクスリとは異なる。

＊4　準委任契約は、仕事の完成ではなく、一定の事務処理行為を行うことを約する契約

第3章　医療とは何か　医療の基本的事項

である。民法では、「法律行為」という一定の種類の行為を委託する契約として「委任契約」という契約類型を規定しており（たとえば、代理人に契約の締結を依頼することが委任契約になる）（民法643条）、この委任契約の規定を準用するものとして「準委任契約」という契約類型が設けられている（民法656条）

　準委任契約には、成果完成型（民法648条の2第1項）と履行割合型（同法648条2項）という2つの類型がある。

　成果完成型の準委任契約とは、「業務の履行により得られる成果」に対して報酬を支払うと約束したものをいう。

　履行割合型の準委任契約とは、受任者が行った履行の割合に応じて報酬を支払うと約束したものをいう。報酬の支払いが成果を条件としないので、想定どおりの成果が上がらなくても、事務処理が適切であれば、受任者は報酬を請求できる。また、受任者の責めに帰すべき事由によって事務処理を継続できなくなっても、履行の割合に応じて報酬を請求できる（民法648条3項）。

・法律行為とは、何らかの意思表示をすることによって権利・義務の取得・喪失（発生・消滅など）を発生させる行為。

・事実行為（事務処理）とは、行政がする、国民の権利や義務が発生しない行為。

・委託とは、他人にものを頼むこと。

Ⅱ 医療の基本的事項に関する設問

　第1章で説明したように、医療の基本的事項に関する設問（表3.1）の1-17は、『臨床外科』医療制度と外科診療で連載（医学書院 2003.1-12）[43]～[54]した、医療をどう考えるかに関する設問である。18-26は、QM・TQMに関して追加した設問である。

　読者は各設問を熟慮せず率直な考えを纏めたことと思う。

　正解はないが、筆者が"はい（○）"と回答する設問番号、3、13、14、17に○をつけた。考え方の違いがあれば、なぜ、そう考えるかを比較していただきたい。

— 41 —

表3.1　医療の基本的事項に関する設問

	1	医療は特殊である。
	2	医療は公益事業である。
○	3	医療では収益をあげてもよい。
	4	良い医療をすると、赤字になる。
	5	赤字になっても、良い医療をするべきである。
	6	赤字の補填は国がすべきである。
	7	医療の本質は非営利事業である。
	8	患者さん第一の医療をするべきである。
	9	患者さんの意向が絶対である。
	10	患者の治療は、すべての病院職員が把握しているべきである。
	11	医療では経営のことを考えてはいけない。
	12	経営面を考えると、営利企業のほうが病院経営に向いている。
○	13	医療保険財政難解消には自己負担増もしかたがない。
○	14	患者には権利と共に義務もある。
	15	医療者には献身の精神が必要である。
	16	医療者は患者にすべて真実を話さなければならない。
○	17	患者満足には限りがないので、対応が困難である。
	18	TQM（総合的質経営）は業務改善が第一の目的である。
	19	全員参加の、自主的活動が望ましい。
	20	好きなことを、楽しく活動することがよい結果を生む。
	21	サークルメンバーは同じ方が継続できるので、固定した方がよい。
	22	発表大会は、楽しく賑やかなのが良い。
	23	病院は支援することが重要である。
	24	院長等は推進委員に任せ、見守ることが重要である。
	25	業務改善であるので、勤務時間内にするべきである。
	26	QC・TQC等の改善活動は一般企業と同じには行かない。

第 3 章　医療とは何か　医療の基本的事項

① 医療は特殊である

　20年以上前は、大多数の回答が、"はい"（○）であったが、年々、その割合が減少している。回答で、2つに分類できる。

　特殊である理由として、生命を扱う、規制が多いが大部分である。特殊というのであれば、他分野よりも、より一層、質向上・安全確保に努めなければならない、と考えるべきである。しかし、多くの人は、特殊だから特別扱い（優遇）せよという。筆者は、医療も他分野も組織運営（経営）という観点では全く変わらないと考える。だからこそ、全く違和感なくQM・TQMを導入し、他分野・他産業と交流している。

　第1章で「問題解決は診療の思考過程と同じである」と述べた（図1.1）

② 医療は公益事業[*5]である

　公益性が極めて高いが、医療をするだけでは公益とは言わない。

　脚注に記述したように、公益と公益性の相違が曖昧である。解釈の違いがある。

③ 医療では収益をあげてもよい

　当初は、金儲けはけしからぬとして、いいえ（×）が多かったが、近年は、はい（○）が多くなった。

　利益を目的としてはいけないが、利益をあげることが営利ではない。収益をあげなければ、経営資源を充実できない。霞を食べては組織運営できない。

④ 良い医療をすると、赤字になる

　診療報酬体系に問題があるか、または、運営に問題がある。良い医療の定義が重要である。最高の医療ではなく、状況に応じた最善の医療が良い医療である。

⑤ 赤字になっても、良い医療をするべきである

　前項と同様であり、状況に応じた最善の医療を提供すべきである。赤字の

― 43 ―

原因を究明し、実現可能な対策を実施する必要がある。

⑥　赤字の補填は国がすべきである

　4.5.6.共に、良い医療をすべきであり、赤字を気にしてはいけない、赤字は国が補填すべきであるという文脈である。このような考えでは、赤字の垂れ流しになる。赤字の責任は国にあると言うことになる。

　国の施策の問題もあるが、経営努力と能力が必須である。

　国は、医療費を削減し、良質の医療を提供せよという。働き方改革と称して、医療従事者の給与を上げよ、時間外労働を削減せよという、人材確保と人件費の補償はない。経営努力にも限度がある。

　国の施策に対しては、診療報酬体系の根本的な改革を求めるべきである。まともに経営し、まともな医療を提供すれば、採算が合う体系にすべきである。

⑦　医療の本質は非営利事業である

　営利目的ではいけないとされているが、国内外で、営利企業が病院を経営している。しかも、質の高い医療を提供する病院がある。医療の本質とは関係ない。

⑧　患者さん第一の医療をするべきである

　"患者第一"は患者にも、医療者にも誤解を招く用語である（用語読解1　患者中心　参照）。患者思考、尊重は重要であるが、4.5.の設問に関連して、何でもしなければならないという傾向がある。

⑨　患者さんの意向が絶対である

　8.に関連して、患者の意向は尊重するが、無理難題を要求する患者や家族が少なからずいる。例えば、治療が必要であるが、拒否する患者に対して、そうですかと引き下がるのではなく、拒否する理由を把握し、真の要求を把握して対応する必要がある（用語読解8　顕在・潜在　参照）。

　極端な例を挙げれば、患者が「死にたい」、「殺してくれ」と言っても、受

— 44 —

第3章　医療とは何か　医療の基本的事項

け入れてはいけない。家族が、「患者の前からの希望なので、人工呼吸器を外してほしい」といっても、抜管し、人工呼吸器を外すことはいけない。

⑩　患者の治療は、すべての病院職員が把握しているべきである

関係する職種、職員でも、全てを把握できない。業務に必要な範囲で情報を共有すべきである。

専門分化、役割分担しなければ、組織運営はできず、医療を提供できない。

事務員が全てを把握する必要はなく、不可能である。院長でも、全患者の状態を把握することはできない。

⑪　医療では経営のことを考えてはいけない

経営とは組織運営のことである。全職員が役割に応じて、経営を考える必要がある。

３．と関連して、経営とは金儲けであり、経営を考えてはいけないと考える人が多かったが、最近は大多数がいいえ（×）と回答する。

⑫　経営面を考えると、営利企業のほうが病院経営に向いている

いまだに、はい（○）が多い。

営利企業の方が倒産、廃業が多いことを知らないからであろう。また、営利企業経営者が医療を勉強するよりも、病院経営者が経営を勉強する方が容易である。

経営者になっても経営を真に勉強せず、診療実績・医療研究を自慢する、病院経営者がいることは事実である。

⑬　医療保険財政難解消には自己負担増もしかたがない

近年、はい（○）が増加している。

科学技術の急速な進展に伴い、医療技術、医療機器、薬剤等が高度化し、良質の医療には費用がかかる。医療保険の財源は無尽蔵ではなく、自己負担増しかない。国民が求める医療の質と、財源とのバランスの問題である。

— 45 —

14　患者には権利と共に義務もある

　かつては、いいえ（×）が多かったが、近年、はい（○）が大多数である。自由と責任、権利と義務は一対である（用語読解7　患者の権利　参照）。

15　医療者には献身の精神が必要である

　いまだに、はい（○）の回答が大多数である。献身とは身を捧げることであり、医療者に自己犠牲を求めてはならない。はい（○）の意味を、医療者自身が認識しているとは思えない。短時間ならともかく、一生の仕事とするには、献身、自己犠牲の精神は不要である。うまくいかないときには、「これだけ犠牲を払っているのに」と不満が出る。自分の生きがい、誇りのために働いていただきたい。

16　医療者は患者にすべて真実を話さなければならない

　患者の要望に沿って、虚偽の説明はせず、できる限り事実を説明する。患者の強い希望があったとしても、予後不良であっても、助からないから治療の意味はない、予後○○月だから、自宅に帰った方が良い等と、そのまま説明しない。表現方法に留意しなければならない。集学的治療が進歩し、予想外に軽快、延命する事例が増えている。そのような事例を説明して、希望を持たせることも重要である。

　筆者が現役の頃には、手術適応外であったが、その後、集学的治療の進歩により、手術可能で年単位で延命した例もある。

17　患者満足には限りがないので、対応が困難である

　要求水準逓増の法則・満足度逓減の法則（図4.4）参照。

　近年、大多数がはい（○）と回答する。患者の過大な要求に疲弊する医療者が多い。

18　TQM（総合的質経営）は業務改善が第一の目的である

　業務改善も重要であるが、TQMの目的は、組織風土、組織体制、組織運

— 46 —

第 3 章　医療とは何か　医療の基本的事項

営の継続的向上である。個々の活動の成果が良くない場合においても、組織活動を通した他の成果に意義がある。

⑲　全員参加の、自主的活動が望ましい

全員参加の、自主的活動は論理矛盾である。この言葉が一般化し、誤解を招き、好き勝手に自由にしたい、自由にさせたい、という人が多い。TQMは自主的活動ではない。

自由には責任が伴うことを理解し、理解させなければならない。

⑳　好きなことを、楽しく活動することがよい結果を生む

歌って、踊ってと言うお祭りあるいは学芸会的活動、発表が多かったが、近年、減少した。しかし、楽に、楽しく活動することを目指す傾向がある。結果として楽しいことは否定しない。困難な問題に取り組み、少しでも成果が挙れば、苦労した分だけ、達成感があり、良かったと思える。

㉑　サークルメンバーは同じ方が継続できるので、固定した方がよい

QCC（QCサークル）活動では、チーム登録して固定した構成員で活動することが多い。TQMは組織が設定した主題（テーマ）に適した構成員を選出する。基本的には、チームも主題（テーマ）は同じではない。計画通り進捗しない、あるいは、期待通りの成果が出ない場合には、構成員も目標も変更して複数年続く場合はある。

㉒　発表大会は、楽しく賑やかなのが良い

20. と関連して、TQMの目的を再確認する必要がある。結果として楽しいことは良いが、本末逆転することを危惧する。

㉓　病院は支援することが重要である

支援も必要であるが、明確な目的、方針の提示と、進捗管理が必要である。

— 47 —

24 院長等は推進委員に任せ、見守ることが重要である

23. に関連して、院長等が指示した後は、任せきりにせず、進捗管理に留意すべきである（図8.2　リーダシップ双方向論　参照）。

25 業務改善であるので、勤務時間内にするべきである

TQM活動の時間を確保する努力は必要であるが、病院では、多職種が交代勤務をするので、必ずしも勤務時間内に活動を実施できない。ただし、時間外活動に関する規定を策定し、管理するべきである。だらだらと活動する人やチームが存在する。

26 QC・TQC等の改善活動は一般企業と同じにはいかない

"はい（○）"の回答が多い。産業分野毎に特性があるが、1. に関連して、医療も一般企業も変わりは無い。そもそも、TQMは、組織改革であり、意識改革が必要である。簡単ではない。TQMに限らないが、楽に、成果を達成することを求める傾向がある。憂慮すべきである。

＊5　公益とは、社会全般の利益、不特定多数の利益をいう。医療を提供するだけでは、不特定多数ではなく、来院患者の利益であるという。厚労省、行政は、医療は公共性、公益性はあるが、公益とは言わない。以下の辞書の定義とは異なる事に留意。

公益事業とは、公共的性格の強い事業。公衆の日常生活に不可欠の運輸、郵便、電信電話、水道、電気、ガス、医療の事業など（精選版 日本国語大辞典）。

医療は公共施設としてなくてはならず、非営利（剰余金配当禁止）でなければならない。

公益性の高い医療とは、通常の医療と比較して継続的な提供に困難を伴うものでも、地域住民にとってなくてはならない医療であるとされている。

理解困難であるが、公益と公益性とは異なる概念であることに留意すべき。

医療法人は公益法人認定法により公益性の認定を受けた「公益法人」である。しかし、公益財団法人（「公益社団法人及び公益財団法人の認定等に関する法律」に基づいて設立）ではない。

第4章 問題・問題解決

I 問題とは何か

1．問題

① 定義

　問題とは、ありたい姿と現実（現状）、あるべき姿と現実（現状）との差である。すなわち、理念・目的・方針・目標からの逸脱、標準・基準・規定（手順・法令）・予定からの逸脱である。

② 問題の明確化

　何を問題と捉えるか、具体的に、何に関する、どんな内容か、を明確にする。漠然として曖昧だと検討できない。以下の事項（**表4.1**）を明確にする必要がある。このような視点での分析は他にない。

ⅰ 問題となりうる対象

　不具合が明確でなくても、違和感があれば、分析し、検討しなければならない。

　明確にする具体的対象と内容は以下の通りである。全ての事項に関して、範囲と粒度を規定する必要があるが、その重要性を認識せず、ほとんど検討することがない。

　範囲を決めるときに、対象業務の種類（範囲）とその粒度を明確にしなければならない。

　粒度に関しては、業務範囲と工程のどの部分を、どの程度まで検討するか明確にする必要がある（**表4.2**）。業務範囲と工程、共に粒度があり、粒度も混在するので混乱しやすい。

ⅱ 問題の内容（何が、どう問題か）

　経営資源には、金・時・空間・ひと・もの・関係がある。関係には、信

― 49 ―

表4.1 対象業務・工程と範囲・粒度 （文献39 表5.1改変）

範囲	工程							
一部業務 *1	全工程*3	計画　P				実施　D	検証　C	是正　A 標準化
		現状把握	問題認識	原因究明	対策立案			
	一部工程*4	計画　P				実施　D	検証　C	是正　A 標準化
		現状把握	問題認識	原因究明	対策立案			
全業務*2	全工程*3	計画　P				実施　D	検証　C	是正　A 標準化
		現状把握	問題認識	原因究明	対策立案			
	一部工程*4	計画　P				実施　D	検証　C	是正　A 標準化
		現状把握	問題認識	原因究明	対策立案			

＊1　組織の一部の業務：基幹業務のみ、一部の部門・部署業務のみ、部門・部署業務の
　　　一部の業務等がある

＊2　組織の全業務

＊3　PDCAのすべての工程

＊4　一部の工程のPDCA

表4.2 問題の対象・内容と範囲・粒度

経営（組織運営）管理の対象と内容		
ⅰ 問題となりうる対象		
経営の考え方	理念、目的、方針、目標	対象の範囲・粒度を決める
事務管理（分掌）	総務、財務、人事（教育・研修）、庶務、 法務、経理、施設、設備、機器、資材	
情報・質・安全	全部署・全業務横断	
業務（工程）管理	対象業務の種類とその粒度を明確にする 工程のどの部分か粒度を明確にする	
ⅱ 問題の内容（何が、どう問題か）		
経営資源	金・時・ひと・もの 関係＝信用、仕組み、風土、情報	内容の範囲・粒度を決める

― 50 ―

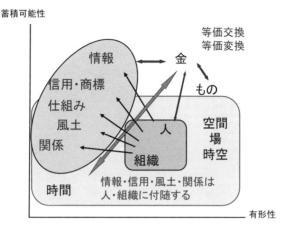

図4.1　経営資源の等価交換理論

用、仕組み、風土、情報、連携がある。それぞれ等価交換できる。

　時間さえも買える（**図4.1**）。別の場所にいて、あるいは、並行して別のことをして、ビデオ録画・録音して後で見ることは、時間を買うことである。また、時差を利用して地球の裏側の人に業務を委託することも時間を買うことである。

　空間（「場」とも言う）には、物理的空間と抽象的・思考上の空間がある。「場」には、時空（時間と空間）の要素がある。極めて重要な要素である。相対性理論では、時空は伸縮するという。

　三現主義の、現場（空間）・現実（出来事）・現物（実体）は、それぞれ空間・出来事・実体である。

　変化の激しい時代には、各要素の関係性が最重要の資源である。その構築・再構築が経営の根幹と言える。関係性は人および組織（人の集団）に付随するものである。

　環境との関係、すなわち、変化する環境への対応を検討しなければならない。

　環境には、内部環境と外部環境があり、両者共に変化が激しく、相互に影響し、経営資源にもなり、制約要因でもある。極めて重要な要因である。

2．課題

① 問題と課題を区別する考え方

　現状が標準・基準・規定・予定の下にある場合（現状A）の差を問題、現状が標準・基準・規定・予定よりも上にある場合（現状B）に、ありたい姿・あるべき姿の差を課題と定義する考え方である（**図4.2**）。この考え方が多い。

② 問題と課題を区別しない考え方

　しかし、問題をありたい姿・あるべき姿と現実（現状）との差と定義すれば、現状がどの位置（現状A、現状B）にあろうが、全て問題と言える（**図4.3**）。問題と課題を区別しなければならない理由はない。区別しない方が分かりやすい。

　筆者は、前述の問題の定義に基づいて、問題と課題を区別しない（図4.3の考え方）。

3．問題解決

　経営とは、制約条件における組織運営であり、問題解決の連続である。

　問題と課題を区別する考え方（図4.2）では、現状が標準・基準・規定・予定の下にある場合（現状A）を問題、その解消を問題解決と定義する。

　問題と課題を区別しない考え方（図4.3）では、現状Aも現状B共に、目指すべきありたい姿・あるべき姿の差を問題、その解消を問題解決と定義する。

4．課題解決・課題達成

　問題と課題を区別する考え方（図4.2）では、現状が標準・基準・規定・予定の下にある場合（現状A）に、標準・基準・規定・予定より上の部分を達成することを課題解決・課題達成と定義する。

　現状が標準・基準・規定・予定の上にある場合（現状B）に、目指すべきありたい姿・あるべき姿の差を解消することを課題解決・課題達成と定義する。

第4章 問題・問題解決

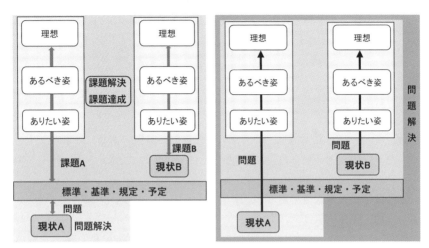

図4.2 問題と課題を区別する考え方　図4.3 問題と課題を区別しない考え方
(図4.2、図4.3は文献29)の図9.11、文献58)の図4.6を一部改変)

　問題と課題を区別しない考え方（図4.3）では、課題達成・課題解決の用語は使わず、全て問題解決である。

Ⅱ 問題解決の方法

1．問題解決における基本的な考え方

① 問題解決

　問題解決の方法の理解と習得が必須である。前述のごとく、問題と課題、問題解決と課題解決を区別する考え方（図4.2）がある。これ以降は、問題と課題を区別しない考え方（図4.3）に基づいて解説する。

② 基本的な考え方

　何事にも、基本的な考え方がある。すなわち、第2章で提示した、「TQM導入における留意事項」の1．は論理的・合理的思考、情報共有、6．は

「QM・TQMの基本的考え方」の実践、7.は目的思考を求めるものである。

i　Whyの意味

　Why（なぜ）には、イ）目的と、ロ）理由、根拠、要因、原因の2つの意味がある。

　　イ）目的とは、業務の目的（何のため）・機能（何を達成する）を意味する。

　　ロ）業務・行為を実施した理由、根拠、要因、原因、また、結果が発生した、理由（どういう）、根拠（どうして）、要因、原因である。状況、環境、制約条件等を含む。

　　筆者はイ）の考え方であるが、ロ）の考え方の人が多い。

ii　5W1Hの順序

　5W1Hは、Why・What・Who・Where・When・Howを頭文字を取ったものである。よく知られているが、この順序はあまり考えられていない。

　　イ）の考え方では、以下の順

　　　何のために（Why：目的）[*5]、何を（What）対象とし、誰が（Who）実施したか、実施するか、どこで（Where）、何時（When）、どのように（How）、である。

　　ロ）の考え方では、以下の順

　　　何（What）を対象とし、誰（Who）が実施したか・実施するか、どこ（Where）で、何時（When）、どのよう（How）に、なぜ（Why：理由・根拠・要因）である。

　大企業経営者で品質管理界の重職にある方が、「Whatから始める」というのを聞き、目的思考でないことに驚いた。

　Whyを“なぜなぜ分析”の“なぜ”、すなわち、なぜ、どのようにして不具合が発生したのか、の“なぜ”と考えるからであろう。行為の理由・根拠・要因・原因としてである。

＊5　水野は、1）その機能の目的は何か――Why　から始めるとしている[18]。

― 54 ―

2．問題解決サイクル

① 問題解決サイクルとは

問題解決の方法の代表として、問題解決サイクルがある。PDCAサイクル、デミングサイクルとも言われる。

第2章　脚注6の継続的改善に記述したように、デミングが命名したのではなく、Spiral upと言っただけである[13]。我が国のQM界でいつともなくPDCAサイクルと呼ばれ、その後、デミングサイクルと呼ばれるようになった。

② PDCAとは

PDCAは、Plan（計画）、Do（実行）、Check（検証）、Act（是正・標準化）を繰り返すことである。PDCAを繰り返すので、PDCAサイクルと呼ばれる。継続的改善であり、終わりはない。問題が解決したとしても、（内部・外部）環境の変化により、状況が変わる。対応するには、常に向上しなければならない（図4.4）。

ⅰ　Plan（計画）

Pを単なる計画、思いつき程度に考える人が多い。Pには、多くの段階が

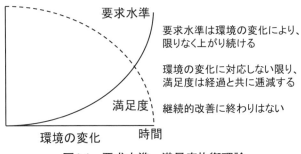

図4.4　要求水準・満足度均衡理論

ある。最重要の段階である。最初があやふやでは、その後のD・C・Aを適切に実施しようとしても、できない。Pは具体的かつ明確でなければならない。着想、ひらめき、思いつきは必要であるが、実現可能な具体的な方策を立案しなければならない。

イ）現状把握

　　Pの最初にすべきことは、現状把握であり、検討予定の業務工程を把握する必要がある。そのためには、業務工程（フロー）図を記述する必要がある。また、情報の利活用が必要である。

　　現状・事実と予定の業務フロー図[*1]との違いの有無を把握する。違いがあればそれが問題である。

ロ）問題認識

　　現状に解決すべき問題（不具合）があることを認識する。問題が存在しても、その存在に気づき、問題であることを認識しなければ始まらない。問題があることに気づくことが、問題発見である。

　　問題とは、目的・目標・手順・規定・方針・予定からの逸脱である。また、予定通りの結果が出ないことである。明確に問題と認識しなくとも、違和感があれば、分析し、検討する。未然防止、影響拡大防止に重要である。

ハ）原因・要因究明

　　一般的、抽象的、網羅的ではなく、当該の問題の具体的原因・要因を究明する。RCA[28)、57)]（Root cause analysis：根本原因解析）・FTA（Fault tree analysis：故障の木解析)[28)、56)]・特性要因図[58)] が有用な道具である。

ニ）対策立案

　　各要因・原因に対して、実現可能な具体的対策を立案する。

ⅱ　Do（実行・実施）

対策を実施するだけではなく、並行して反応を見る。反応を見ながら調整する。

　環境・状況が変われば、予定通りには行かないので、予定を柔軟に変更する必要がある。

— 56 —

第4章　問題・問題解決

最終結果が出る前に、フィードバックが必要である。すなわち、Dの中でも、PDCAを回すことになる。入れ子でPDCAを回す。

iii　Check（検証・評価）

検証する対象は、以下の3つである（**表4.3**）。単なる点検・検査ではない。

イ）計画通り実施したか

ロ）結果は計画、期待、想定通りか

ハ）計画の適切性（標準の適切性も含む）

　イ）計画通り実施した場合

　　結果も計画通りである場合と。計画通り実施しても、結果は計画通りでない場合がある。

　　計画通り実施しても、結果が計画通りでなかった要因を分析する。

　ロ）計画通り実施しなかった場合

　　計画通り実施しなかった場合は、結果が計画通りでないことが多い。

　　計画通り実施しなくても、結果が計画通りである場合がある。結果が良くても、計画通り実施しなかった、できなかった要因を分析する。

　ハ）イ）、ロ）の検証に基づき、計画・標準の適切性を検証する。

iv　Act（是正・標準化）

結果が良ければ、標準（Standard）とする。標準化（Standardization）である。標準には、尺度・指標（物差し）・基準値を意味する狭義と、測定

表4.3　PDCAにおけるPとCの意義

		検証の対象（すべての工程）						
	計画（P）	現状把握・問題認識・対策立案・実現可能性検討						← 是正（A）
検証（C）	実施（D）	計画通り		計画外				
				誤実施		未実施		
	結果	計画通り	計画外	計画通り	計画外	計画通り	計画外	良くなければ
	計画の適切性	実施・結果の検証に基づいて、計画の適切性を検証する						その後、標準が良くなければ
標準化（A）		良ければ標準化＝標準制定または再確認						

全ての工程で検証し、各工程でPDCAを回す

— 57 —

法・評価法・評価者の資質を意味する広義の2種類がある（図2.1管理図
参照）。

　標準化とは、目的に合わせて標準を策定し、ばらつきを一定の範囲（基準
値）内にすることである。

　結果が悪ければ、是正する。Pに戻る（表4.3）。

③　PDCAサイクル

　前節で述べたとおり、P・D・C・Aと回す。一度で終わりではない。繰
り返し回すのでPDCAサイクルという。

　PDCAの各段階で、入れ子構造でPDCAを回すことが肝要である。フィー
ドバック構造である（第1章　図1.1「問題解決は診療の思考過程と同じ」
参照）。工程で質を確保するという工程管理の考え方である。

④　PDCAを理解しない考え方

　PDCAでは変化の激しい時代には間に合わないという、本質を知らない考
え方がある。

ｉ　PDCAは時代遅れである

　VUCA、Volatility（変動性）、Uncertainty（不確実性）、Complexity（複
雑性）、Ambiguity（曖昧性）の時代にはPDCAでは間に合わないという。

　QMの基本は、環境（内部・外部）の変化への適応である。当然、PDCA
もVUCAの要素を考慮する。

　イ）鬼速PDCA、（超）高速PDCA

　　　PDCAでは回転速度がおそすぎる。鬼速PDCA、（超）高速PDCAと
　　すべきという。これらは、PDCAの対象業務の範囲と粒度の設定の問題
　　（**図4.5**）であり、PDCAを各段階で入れ子で回すことを考えていない。

　ロ）OODA

　　　OODAとは、Observe（観察）、Orient（方向づけ）、Decide（意思決
　　定）、Act（行動）の頭文字である。空軍パイロット ジョン・ボイド
　　（John Boyd）が、空中戦等、即決即断が必要な状況に対応するとして
　　開発した。

— 58 —

PDCAが「計画を立ててから行動する」のに対し、OODAは「状況を見てとりあえずやってみる」といわれる。空中戦（戦闘）は現場での業務の実践である。応急処置、緊急避難等であるが、迅速に状況判断、対応を決めることはPlanである。軍事用語を使えば、戦略・戦術・戦闘の段階、また、状況により対応が全く異なる。状況の変化に対応することは想定内であり、戦闘時には、相手の行動に適切に対応することは当然であり、正しい。また、平時（想定内）において、経営層がこの行動様式を採れば戦略・戦術がばらばらになる（図4.5）。

予備調査、試行（とりあえず、試しに実施）等はPの一部である。

OODAのOODがPDCAの「P」に相当する。Aが「D」に相当する。前述のごとく「P」が広いことを認識すべきである。OODAは、PDCAの「C」（検証）、「A」（是正・標準化）を含まない。

神速PDCA、迅速PDCAと同様の論理である。前項と同様の指摘をする。

第3章Ⅰ　4.医療の特性の冒頭に、「医療は特殊ではない」と記述したが、不確実性、リスク性、緊急性等は他分野にも言える事項である。

この考え方にも、前項と同様の指摘をする。

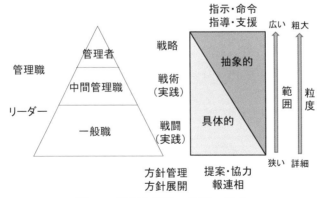

図4.5　役割と業務の範囲・粒度

ハ) PCDA

　PDCAの順番がおかしい、PCDAが正しいという。その考え方によれば、PCDAのCは、PDCAでいう検証（C）ではなく、対策立案の実現可能性の検討を意味する。PDCAのCは、実施したことの検証であることを理解しないのである。すなわち、検査・点検、医療で言う臨床検査をCと考える人が多いが、これはPの一部である。（用語読解16　出典・引用　参照）

| 第5章 | TQM の展開方法 |

Ⅰ TQM の概要

　TQMの概要を復習する。

　第2章のⅢ「なぜ、TQMか」で、TQMと称する理由、TQMの必要性、Ⅲの2「なぜ、TQMが必要か」で、経営とは制約条件における組織運営、問題解決であり、環境及び顧客要求の変化が急激・甚大で、予測不可能な時代には、部分最適ではなく全体最適を図るべきで、これがTQMであること、Ⅳで、「TQM導入における留意事項」、Ⅴ「QM・TQMの基本的考え方」を解説した。

　第3章のⅠ「医療とは何か」で医療法第1条の5の趣旨は、「TQMを実施せよ」という意味であると解説した。

Ⅱ TQM の展開

1．目的、方針、目標、目標設定理由、計画

　TQMを実施するためには、前述の、「QM・TQMの基本的考え方」に基づき、「TQM導入における留意事項」の理解が前提である。しかし、言うは易く、行うは難し、である。

　先人や他組織が苦労した経験、実績、理論を参考にしつつ、自組織の理念、方針、目的、状況を認識し、独自の考え方に基づいて、自組織に適合させて実践する必要がある。

　経営者が組織として展開（実施）を決断し、組織内に周知する必要がある。経営者が一人で実践するのではないが、経営者の正しい理解と、組織内の不協和音があっても実践するという強い意思が必須である。

—61—

小集団改善（QCサークル：QCC）活動は、現場の努力で実施できるが、TQMはできない。しかし、QCCも、業務として実施するのであり、経営者の理解と支援が必要である。

　TQMもQCC実施することが目的化し、形式的になる傾向がある。活動の目的、方針、目標、目標設定理由、計画が明確でない場合に形式的になる。また、自分（組織・部署・職種・活動グループ・個人）の考えがない場合に形式的になる。

　形骸化させないためには、適切な情報収集・情報共有と正しい認識が重要である。

2．問題解決は楽ではない

　QM・TQMは問題解決の連続である。状況の変化があっても、従来の考え方、方法で運営したから不具合、問題が発生するのであり、何らかの工夫をしないと問題解決できない。

　目標・結果としての、無駄の削減、効率化、生産性向上は重要であるが、問題解決は楽をしてできるわけではない。しかし、楽な方法でしたい、負担を軽くしたい、考えたくない、考えない、という人が多い。

　問題解決を、一直線に円滑にできることは稀であり、紆余曲折、一進一退が常である。泥くさい試行錯誤が必要である。成果として、楽な方法を発見、策定できる。

　進捗が円滑でないとき、結果が良くないときにこそ、視点を変えて、その要因を検討する必要がある。「失敗は成功の母」といい、「失敗から大発見・大発明が生まれる」という。

Ⅲ　QCストーリー

　問題解決の重要な方法として、QCストーリーがある。一部を除いてQCストーリーに関する議論は少ない。筆者は、QCストーリーを再検討する必要があると考える

— 62 —

第5章　TQMの展開方法

1．QCストーリーとは

日本科学技術連盟による定義の要点は、以下のとおりである。

QCストーリーとは、品質管理における問題解決の進め方の一つである。一般的には、テーマ選定、現状把握、目標設定、活動計画、原因解析、対策立案、対策実施、効果確認、歯止め、反省と今後の方針という流れである。

QCストーリーは一般に受け入れられ、利用されている。しかし、TQMというより、小集団改善活動（QCC）の方策ととらえられている。QCストーリーはTQMの文脈では論じられない。また、TQMとQCCにおいて、QCストーリーを区別した論文を知らない。

2．QCストーリーの各段階の意味

QCストーリーの各段階の文字通りの意味は以下のとおりである。蛇足とは思うが、以降の議論に関係するので、確認のために記述する。

テーマ選定：解決する問題を設定する

現状把握：特定の業務（範囲・粒度を特定する）に関する現在の状況を把握する

目標設定：現状からどの状態を目指すか（到達点）を設定する

活動計画：問題解決の具体的計画を策定する

原因解析：問題の要因・原因を解析する

対策立案：具体的解決策を策定する

対策実施：対策を実施する

効果確認：実施した結果が目標を達成した度合い（効果）を確認する

歯止め：対策の効果があれば、それを維持する

反省と今後の方針：

　　反省：活動の全過程を評価し、活動の問題を抽出する

　　今後の方針：反省の結果、活動を継続、修正、中止、発展させるかを検討する

3．問題解決におけるQCストーリー

QCストーリーを、問題解決（PDCA）サイクルの各段階に当てはめると、

— 63 —

以下である。
　　P：テーマ選定、現状把握、目標設定、活動計画、原因解析、対策立案
　　D：対策実施
　　C：効果確認、反省
　　A：歯止め、今後の方針

4．QCストーリーの種類
QCストーリーには、次の種類が提案されている。

① 　問題解決型QCストーリー
問題を調査・分析し、原因を追求し、対策を立て、問題解決する

② 　課題達成型QCストーリー
達成したい目標に対して方針・計画を立てて取り組む

③ 　施策実行型QCストーリー
問題解決型における問題の原因が分かっており、対策を迅速に実行する

④ 　未然防止型QCストーリー
起こりそうな問題に対して、事前に手を打つ（対策を実施）改善の方法

5．QCストーリーの問題点
QCストーリーの問題点は以下のとおりである。

① 　Pの中の各段階の粒度および順序に整合がない。
　　イ）テーマ選定（解決する問題の設定）が最初にある。
　　　・問題の定義から、現状把握と目標設定しなければ、その差の問題を設
　　　　定できない。
　　　・QCC活動の開始の契機として、テーマ選定を最初にしたと考えられ
　　　　る。

第5章　TQM の展開方法

ロ）活動計画には、Pのすべて、または、PDCAのすべてに関するものの
　　2つの意味がある。いずれにせよ、Pの中にあるのはおかしい。

② 　QCストーリーの4つの種類は、問題の内容を分類しているだけであ
　　り、それらはすべて「問題」である。その「問題解決」の方法は、
　　PDCAであることは共通である。
　　　筆者は、区別する理由はないと考える。

③ 　QCストーリーを使うべきではないという厳しい指摘もある。その趣
　　旨は、QCストーリーは、QCC活動計画ではなく、QQC発表形式の統
　　一のために開発されたという。

Ⅳ　道具の活用

　TQMの展開に役立つ道具の一覧と、その概要を提示する。各道具の詳細
は紙幅の制約もあるので、成書や他の資料を参照いただきたい。
　本稿では、道具の活用における留意点、問題点に限定して解説する。

1．七つ道具
QM・TQMの重要な七つ道具[*1]が、以下のごとく開発されている。七つ
道具とは、重要な道具一式である。

① 　QC七つ道具
　主に数値データを整理し、関係性を分析して品質管理（QC）に活用する
手法。
　ⅰグラフ、ⅱパレート図、ⅲヒストグラム、ⅳ散布図、ⅴ管理図、ⅵ特性
要因図（数値データではない）、ⅶチェックシート（数値データではない）

— 65 —

② 新QC七つ道具

　主に言語データを図・表に整理し、数値化が難しい問題や混沌とした問題解決の発想法。

　ⅰ親和図法、ⅱ連関図法、ⅲ系統図法、ⅳアローダイアグラム、ⅴマトリックス図法、ⅵマトリックスデータ解析法、ⅶPDPC法

③ 商品企画七つ道具

　新製品や新サービスを開発する際、顧客の要求をもとに最適に企画する手法。

　ⅰインタビュー調査、ⅱアンケート調査、ⅲポジショニング分析、ⅳアイデア発想法、ⅴアイデア選択法、ⅵコンジョイント分析、ⅶ品質表

④ 医療のTQM七つ道具[28]

　日本品質管理学会「医療経営の総合的質研究会」参加病院職員のアンケート調査から選定した、医療界で求められる管理手法。まぁ、いいか防止メソッドを新規に開発した。当初、七つであったが、2022年に特性要因図を加えて8項目とした。

　ⅰ業務フロー図、ⅱQFD（品質機能展開図）、ⅲFMEA（故障モード影響解析）、ⅳ5W1Hメリット・デメリット表、ⅴRCA（根本原因分析）、ⅵ対策発想チェックリスト、ⅶまぁ、いいか（不遵守）防止メソッド、ⅷ特性要因図

2．その他の道具

① 統計

　七つ道具を用いる前提として、統計*2を用いる。記述統計*3と推測統計*4がある。

　最重要事項は、何の目的で、何を知りたいか、そのためにはどの統計手法を使うかを理解することである。専門知識はなくても、統計の基本を理解すれば、統計ソフト（Excel、Jump、SPSS、R等）を利用できる。

② Office

Word、Excel、PPTは事務管理で汎用される道具であり、QM・TQMに必須である。

③ Filemaker

簡便にデータベース（DB）を構築できる。

④ MindMap

圧縮、展開、複写、移動が自由にできる。発想法、記録、開示に有用である。医療界では、あまり活用されていない。筆者は頻用している。

3．道具の活用における留意点、問題点

意味なく、あるいは、間違って道具を用いる例が多い。

① 道具は、必要があって、開発されたのであり、道具の目的・機能・役割・用法を理解して用いるべきである。

② 道具の誤用・不適切な使用

有用な道具でも、誤用すれば効果がないだけではなく、間違った解釈、判断の基になる。

例示すれば、

イ）グラフに関して

・推移を表現するには、線グラフが良いが、棒グラフを使う例を多くみる。

・割合を表現する円グラフと棒グラフがある。複数の事項の割合を比較する場合は、円グラフではなく棒グラフが分かりやすい。

・棒グラフ、円グラフは3次元表現できる。要素が3つあれば3次元表現が良いが、要素が2つにもかかわらず、意味なく3次元表現する事例が多い。

ロ）業務工程（フロー）図に関して

・前提条件を記述しない。

・記号・書式の間違いが多い。

・範囲・粒度が混在している。揃えないと理解できない。

・また、重要な工程（作業・担当者）が省略されている場合がある。

・業務工程（フロー）が間違っている（事実と異なる）場合がある。

・業務工程（フロー）の流れが逆になっている場合がある。

ハ）根本原因分析（RCA）に関して

・当該事例の分析ではなく、一般的、網羅的になることが多い。

・不必要に、全ての出来事に対して、なぜなぜ する

・なぜなぜ5回の標語が氾濫し、意味なく、なぜなぜを繰り返す例が多い。

・上記に関連して、なぜ　と　その要因に論理的整合がない。

・抽出した要因・原因と対策に論理的整合がない。

ニ）故障モード影響解析（FMEA）に関して、

・当該業務の業務フロー（工程）図を書かない、書けない。

・上記に関連して、重要な工程（単位業務）が漏れる。

・単位業務の目的・機能を書けない。

・故障モード（FM）を適切に抽出できない。

・FMの影響を抽出できない。

・FMの頻度、FMの影響度、検知難易度の算出基準が一定でない。結果として、適切に危険度（RPN）を算出できない。

ホ）特性要因図に関して、

・図（魚の骨）の作成は容易であるが、特性（魚の頭）の表記が曖昧、問題が不明確な場合が多い。

・骨（大骨・中骨・小骨）、要因が特性の要因でない場合が多い。

・要因に他責が多い。

・なぜなぜ分析になっている。

ヘ）統計に関して

・統計学の理論・考え方は一般には理解困難である。QM・TQMで利用する範囲では、統計学の専門知識は必ずしも必要ではない。統計手

第5章　TQM の展開方法

法の適用を間違えなければ、専門ソフトでなくても、Excel のアドインソフトで容易に利用できる。

・検定方法が間違っている。例示すると、 t 検定（母平均の差）とカイ二乗検定（独立性・適合度）の誤用。

・標本と母集団の区別がつかない。

・相関と因果を混同する。

ト）Office（Word、Excel、PowerPoint）関して

・Office の 3 つは、それぞれ、主に文書、表、図にまとめる道具である。いずれも、 3 つを複合して使う場合が多く、共通の問題がある。

・情報分析、発想法、情報共通の道具であるので、他の人に分かりやすくしなければならない。簡潔な文章、表、図が重要である。

・論理性、整合性が欠如する場合がある。

・意味なく、色を多用する。文字の色は黒が基本であり、区別する場合、あるいは、強調する部分に色を付ける。表、図に関しても同様である。

・意味のない、挿絵、図、アニメーションを使う。

・意味なく、白抜きの文字を使う。背景色が淡色だとコントラストが不十分で判読しにくい。とくに、PC 画面では判読できても、投影すると判読できない。

・文字、表、図が小さいと理解できない。

チ）Filemaker

医療界では昔から医師を中心に利用されているが、アプリケーションに個性が強く出る。バージョンアップが頻回にあり、他システムと連携している場合には、対応が困難。作成者が退職した場合に、文書が散逸することが多い。

リ）MindMap

・開発者のトニーブザンが、手で書く、色を使うことを指導したことによるが、MindMap の利点がそがれる。すなわち、PC を使えば、伸縮、移動、削除、追記、複写自在で、データの 2 次利用ができる。PC 用ソフトが開発されているにもかかわらず、いまだに、"手で書く、色

— 69 —

を使う"ことを指導している理由が理解できない。

MindMapの検討と活用事例に関する詳細は、別の機会にしたい。

＊1　役に立つ道具一式を意味し、必ずしも七つとは限らない。弁慶の七つ道具が典型。
　　　QC七つ道具を8つとする考えがあり、医療のTQM七つ道具も8つに増やした。

＊2　集団における個々の要素の分布を調べ、その集団の傾向・性質などを数量的に統一
　　　的に明らかにすること。また、その結果として得られた数値（総務省時計局）。

＊3　収集したデータの統計量（平均、分散など）を計算して分布を明らかにして、デー
　　　タの示す傾向や性質を知るもの。

＊4　採取したデータ（標本・サンプル）から母集団（全体）の性質を確率統計的に推測
　　　するもの。通常、全数検査は困難なので、推測統計が用いられる。

第6章 医療における TQM の展開

I QM・TQM の観点からの医療法の解釈

　医療における TQM の展開を検討する時に、他分野との異同を明確に理解する必要がある。医療は特殊だというのではなく、分野毎の特性に応じて適用すべきという趣旨である。医療とは何か（特性）を再確認し、医療において TQM の展開が進まない、困難の理由と、方策をお考えいただきたい。

　本章では、第3章 I 2．医療法第1条の概要の解説を、さらに詳説する。

　医療法[*1]は、用語を定義し、医療提供の理念と方法を詳細に規定している。筆者は、経営、QM、TQM に置き換えて、医療従事者・医療機関は QM・TQM を実施せよと明示していると解釈する。

　「医療の安全を確保するために、機能分担、業務連携し、良質かつ適切な医療を効率的に提供する体制を確保する。医療提供者と受療者（顧客）との信頼関係に基づき、受療者の心身の状況に応じて、治療（発症後）のみならず、疾病の予防（未然防止）のため、良質かつ適切なものでなければない」と解釈する。すなわち、TQM を推奨している。

　第2章で、Ⅳ TQM 導入における留意事項と、Ⅴ QM・TQM の基本的考え方を、全分野を対象として解説した。当然、医療にも適合できる。これらを踏まえて、医療の特性を加えて検討する。

＊1　戦後の不足する医療機関整備のため、1948年、施設基準法として制定された。1992年の第2次医療法改正で、医療提供の理念が明記された。この改正は、極めて意義深いと考える。以後、経時的に改正されている。

—71—

Ⅱ 医療の特性

　医療にTQMを展開するには、医療の特性を理解する必要がある。

　第3章 Ⅰ医療とは何か 4.医療の特性　の解説を、詳述する。医療は特殊ではないが、以下の特性がある。

① リスク性

　不具合を持ち（④不良対応）、状況（病状および環境）が常に変化する患者を対象とする。また、⑧の個別性に関連して、治療に対する反応は患者毎、状態毎に異なり一様ではない。患者が正直に既往歴、病歴、家族歴等を開示しない、あるいは、虚偽の発言をする。また、意図的に、治療に反する行動をする場合もある。③侵襲行為に関連して、薬剤投与においても、副反応の発生が稀ではない。

② 不確実性

　①に関連して、想定外の反応や経過をとる場合が常である。治療行為（手術、処置、薬剤投与等）単独での発生は少ないとしても、行為の相互作用により、想定外の反応が発生することがある。また、後述⑫のヒトの思考・行為に不確実性がある。「間違えるな、怪しからぬ」という精神論では、効果がない。仕組み（QM）で対応する必要がある。

③ 侵襲性

　医療行為は不具合（苦痛、障害や悩み）を持つ者に対する侵襲行為である。必要であるので、罰則を除外された傷害行為である。手術、処置だけではなく、薬剤も"毒"である。だから、さじ加減という。診察・説明自体も侵襲行為である。

④ 不良（品）対応

　不具合（不良）を持つ対象への侵襲行為である。他産業、特に、製造業の

第 6 章　医療における TQM の展開

ように良品を選択できない。良品どころか、瀕死、末期状態患者等が稀ではなく、当たり前である。製造業ではなく、修理業（自動車修理工場、誤解を招かないと思うが、ポンコツの修理）である。新品との交換はできないが、部品交換（移植、装具、機材挿入等）はできる。

⑤　受動性

　医療契約は、患者の受診から始まる。患者の要望を受けて、また、患者の状態の変化に応じて、最善の治療法を検討し、最善の治療を実施する。治療法の選択においても、患者の希望を尊重しなければならない。

　押しかけて、医療を提供する事はない。医師、医療機関が不要な医療を押しつけていると揶揄する人（経済学者、行政）がいる。医師（医療機関）誘発需要[*2]というらしい。

⑥　自己修復性（免疫・自然治癒力）

　生体には自己修復力がある。医療者、医療機関の軽微の不具合行為があっても、自己修復力に助けられる場合がある。積極的治療を実施しなくとも、軽快する場合がある。

　そもそも、外科手術は、生体の修復力、治癒力を前提とする。切除、切断した部位を縫合、接着するが、創傷が癒合することで治癒あるいは機能が回復する。

⑦　科学性と非科学性の複合

　必ずしも、科学的根拠があるとは限らない。前例、習慣、経験則による場合がある。理論・科学技術の進歩により、新診断法、新治療法が開発される。一方、非科学的な診断、治療がある。

⑧　個別性

　多様性のある個人を対象とする。同じ個人においても、時期、病態により状態が異なり、反応が異なる。一律にはいかず、大量生産（流れ作業）はできない。製造業における、受注生産（修理）、単品生産（修理）である。

— 73 —

⑨　緊急性

　不具合（疾病、傷害）は、予定通りではなく、突然発生（発症）する。救急患者のみならず、入院中、通院中の患者が急変することがある。生命に重大な影響を及ぼす場合には、待ったがない。したがって、病院は、24時間、交代勤務で、年中無休である。緊急対応の体制構築と種々の状況を設定した模擬訓練が必要である。

　計画的に、生産性を考えて準備できない。（結果として）全ての資源を過剰に準備する必要がある。

⑩　地域性

　例外を除いて、基本的に、患者は地域内（近隣）から来院する。診療所、病院共に、"かかりつけ医"機能が必要であり、急性疾患は勿論、慢性疾患（急性憎悪、経過観察）においても、通院至便な地域の信頼できる病院が望まれる。

　あらゆる診療科、重症度において、受診の至便性が求められる。

　また、仕事が忙しいからと、午後8頃に救急外来を受診するコンビニ感覚の患者もいる。

　中規模病院としては十分と考えるが、3名（外科系、内科系、産婦人科）当直医を配置している。夜間救急外来で、眼科はいないのか、○○はいないのかと、無理難題を言う。大学病院、大病院はともかく、中小規模の病院では無理である。

⑪　準委任契約

　最善を尽くす義務はあるが、結果は保証できない。患者の来院、診療申し込み時点から、契約が成立する。請負契約との区別がつかない。

　診療に問題はなくても、結果が思わしくないと、苦情を言う患者や家族が多い。

⑫　ヒューマンファクター（人的要因）

　人が人に対する行為である。人は間違える（to err is human）[*3]。医療者

— 74 —

第 6 章　医療における TQM の展開

側、患者側両者のヒューマンファクター（human factor：人的要因）を考慮しなければならない。

　人には感情の側面があることに留意しなければならない。医療に限らず、サービス業の特徴である。

　上記の特性を理解して、業務を遂行しなければならない。特に、①〜⑤、⑫への対応が難しいが、QMの考え方と道具を活用して、業務のばらつきを縮減することが重要である。TQMは、建前や、掛け声だけで実施しては形式的となり、実質は伴わない。

＊2　医師誘発需要（Physician induced demand：PID）とは、供給者誘発需要（Supplier induced demand）とも呼ばれ、患者・医師間の医学知識に対する情報の非対称性を利用した医師の裁量的行動によって誘発される医療需要をいう。1970年にハーバード大学のマーティン・フェルドステイン教授が実証研究で医師数と医師報酬に正の相関があるとし、スタンフォード大学のヴィクター・フュークス教授がこれを説明する理論としてPIDを発展させた。しかし、PIDと患者自律的需要（Patient initiated demand）の区別は困難である。また、PIDと医療提供量、医療費への影響は諸説ある。医師数削減、病床数削減政策の根拠とされている。しかし、COVID-19や災害時には、医師数、病床数の不足が露呈した。

＊3　意図的に不遵守することがある。悪意がある場合と、ない場合がある。ない場合には、まぁいいかと不遵守する場合がある（医療のTQM七つ道具の7番目参照）。

　　また、医療に限らず、サービス業の特徴の感情の側面（感情労働）がある。患者や家族の過大、理不尽な要求や行動によるストレスが大である。精神衛生管理が重要である。

　　相互の関係なので、作用に対する反作用がある。

— 75 —

Ⅲ QM・TQM の医療への展開の準備

1．病院医療は組織医療である

　医療法で記述しているように、病院は組織的、良質、適切な医療を提供しなければならない。その前提として、教育研修を実施し、必要な技能を習熟し、管理体制を構築し、関係者の信頼を構築し、業務を遂行しなければならない（**表6.1**）。

　病院医療の特徴は、24時間年中無休であること、多職種が、多部署で並行あるいは継続して業務を遂行すること、人 ｛職員（自部署・他部署・自職種・他職種）・患者・家族・関係者｝、もの（書類・薬剤・医療材料・機材・機器・施設設備）、情報のそれぞれが移動し、変化しながら流れていることである。入院より簡単な、外来患者の流れを提示する（**図6.1**）。

2．リスクの認識

　病院では、多職種が多部署で、並行あるいは交代で、多様な業務を遂行している。引継ぎ時に情報共有が不十分、あるいは、離齬（脱落、修飾）がある。認知、認識、理解、意図等の不具合が発生しがち（リスクがある）であり、業務停滞、医療事故の要因となる。リスクを認識するか・しないか、で

表6.1　組織医療の枠組み　技術均衡理論（飯田）を改変

業務遂行　評価		
専門技術	管理技術	指導・調整技術
知識・技術の習得　教育研修・自己啓発		
方針・目標		
組　織　風　土		
行動指針・倫理綱領		
理念・目的		
一般常識（人間性・社会性・倫理）・法令		

第6章 医療におけるTQMの展開

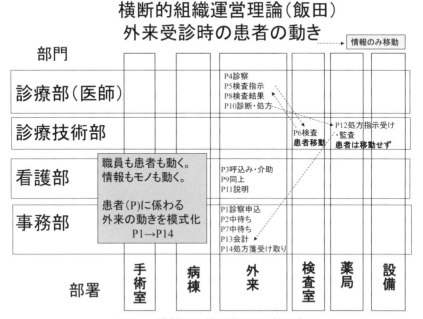

図6.1 横断的組織運営理論（飯田）

きるか・できないかが重要である。

したがって、病院医療においては、特に、ヒューマンファクター（人的要因）が重要な要素であることを、前節で提示した。

医療では、ヒューマンファクター（行為、認識、意図）の関係が複雑である。不遵守[*4]（行為）とリスクの認識[*5]の関係を**表6.2**に示す。

不遵守への対応を**表6.3**に示す。

* 4　予定の行為を実施しないこと。手順・規定・基準・標準等を守らないこと。すなわち、不具合事象である。意図の有無により、守らないと、守れないがある。守れない理由を究明する必要がある。守らない場合に、悪意がある場合と、ない場合がある。
* 5　リスク（危険）を認識している場合と、認識していない場合がある。さらに言えば、危害源の存在および危害の発生の認識の有無も重要であるが、複雑になるので、表を

表6.2　不遵守とリスク認識の関係

不遵守の意図			危険（リスク）の認識			
			あり			なし
あり	悪意	あり	犯罪		犯罪・規律違反	規律違反
		なし	危害・障害回避	危害・障害縮減　危害・障害受容	危害縮減	危害なし
			遵守すると危害・障害あり	不遵守の方が障害小	不遵守の方が危害小	
			まぁ、いいか			
なし			うっかり (laspe)			

表6.3　不遵守への対応

不遵守の意図			危険（リスク）の認識			
			あり			なし
あり	悪意	あり	処罰・告発		訓戒・教育	教育・訓練
		なし	危害評価	ルール見直し	危害把握	リスク把握
			業務見直し	業務見直し	ルール確認	リスク判断
			遵守すると危害・障害あり	不遵守の方が障害小	不遵守の方が危害小	ルール確認
			ルール見直し　and/or　業務見直し			
なし			確実な業務遂行		危害把握・ルール確認	

　簡略にした。詳細は、別に報告した（表6.2、表6.3は『医療信頼性工学』[27) の表を改変）。

3．自分で考え、実践する

　医療の基本的事項に関する設問で述べたように、多くの医療者は、医療は他産業とは異なり、「医療は特殊である」と考えている。他産業で開発・展開しているQM・TQMは医療には適合できないと考えている。近年、医療にもQM・TQMが必要であると考える人が増えている。

　特性は異なるが、経営・組織管理の基本、QM・TQMの基本は同じである。他分野、他組織の考え方や成果を参考にし、自組織に適合させる必要がある。しかし、多くは、排除するか、そのまま模倣するかのいずれかである。「自分で考え、実践する」必要がある。そのためには、独自の工夫が必要である。

４．医療へのTQM導入における留意事項

第３章 Ⅱ 医療の基本的事項に関する設問で、解説したが、患者第一（本位）、献身の精神が必要と考える医療者が多い。しかし、その言動の大半は、表面的、形式的であり、本音とは思えない。筆者は、自分自身のために働いて、その結果、患者に喜んでいただければよいと考える。その方が楽である。難しいが、TQMも本音で、自然体で取り組みたい。

第２章で、TQM導入における留意事項９項目の概要を提示した。これは、全分野に該当するものである。追加する医療に関する留意事項（問題点）は以下のごとくである。

① 専門資格職が多く、専門技術の向上には熱心であるが、TQMに必須の、管理技術・指導調整技術の向上の意欲・関心が乏しい（表6.1　組織医療の枠組み）。したがって、組織とは何か、管理とは何か、自分の役割は何かを考えない職員が多い。

② 改善意欲はあるが、視野が狭く、部分最適になり、全体最適となりがたい。すなわち、目先の事項、あるいは、関心事にとらわれがちである。

③ 交代勤務が多いので、通常業務と併せてTQMに取り組む時間の調整が困難である。

④ 組織構造（図6.1　横断的組織運営理論）に起因するが、職種・部署の壁があるので、機能的に壁を壊す必要ある。フラット化と称して、物理的に壊して失敗した会社がある。前述のごとく、病院医療は多職種が多部署で並行あるいは引き継いで（職種・部署横断的連携で）業務を遂行している。通常業務もTQMも同様に考えればよい。

⑤ 種々の理由による職員の異動が多く、目的、方針等の理解が不十分な職員がおり、周知徹底が困難である。

⑥ ①-⑤に関連して、情報共有、意思疎通が不十分になりがちである。

Ⅳ 医療界における TQM

1. 医療のTQM推進協議会

　QCCを実施している病院はあったが、TQMといえなかった。そこで、医療界にTQMを展開する目的で、QCC先駆病院の推進担当者のPL病院北島政憲事務長、麻生飯塚病院立石春男副院長、練馬総合病院院長（飯田）と国立国際医療センター上原鳴夫氏（所属は当時）が相談し、1997年、第1回医療の改善活動ワークショップを開催（担当　飯田）し、1999年1月、「医療のTQM推進協議会」を設立した。

　当初は、TQMとは何かを理解せず、歌って、踊って、学芸会的な発表が大部分であった。しかし、時間の経過とともに、発表形式も内容も改善した。

　2010年9月、「一般社団法人医療のTQM推進協議会」として法人化し、活動を継続している。

2. 質管理界との連携

① 1990年ころから、品質管理シンポジウム、QCC発表大会等で議論を重ね、品質管理界との連携を始めた。

　日本科学技術連盟のサービスクォリティ推進協議会　第4部会（医療部門）で活動した。

　品質問題の頻発を受け、産官学が結集し、「品質立国日本　―日本の再生」を旗印に設立されたコンソーシアム（2001年5月から3年間）「日本ものづくり人づくり質革新機構」に、筆者は理事として参画し、第8部会（医療部会）を担当した。

② 日本品質管理学会に「医療経営の総合的質研究会」を設置し（2000年）（初代主査　飯田）、毎月、当院で研究会を開催している（COVID-19蔓延

第6章　医療における TQM の展開

以来、Hybrid 形式で開催）。成果を学会報告、出版している。

③　安全工学会に「医療安全研究会」を設置し（副査　飯田）、隔月で当院
で研究会を開催し（COVID-19蔓延以来、Web 形式で開催）、成果を学会
報告、出版している。

3．病院団体の活動

①　全日本病院協会理事会に諮り、DRG・TQM 委員会を設置し（2001年）、
その後、医療の質向上委員会と改称して、質を基軸に活動している（委員
長　飯田）。また、病院のあり方委員会 病院のあり方報告書を2000年版か
ら、2－3年毎に報告している。

　　筆者は、主に医療基本法、個人情報、質（TQM）、安全、情報、BCP
等を担当した。

②　質、TQM と言っても、賛同を得るのは困難であり、安全確保は医療の
質向上からとし、四病院団体協議会で、医療安全管理者養成講習会を筆者
が、質管理の観点から企画・運営した（2003年）。他団体の研修会との最
大の違いは、QM を軸にし、講師に QM の実務者・研究者・経営者をお願
いしたことである。2003、2004年度厚労科研費研究「医療安全管理者の標
準的な養成及び活動方法の確立に関する研究」の成果として、『医療安全
管理テキスト』（2005年 日本規格協会）を出版した。

③　2007年から各団体で実施している。全日本病院協会は、講習内容、テキ
ストも継続的に改定し、2023年、第5版を出版した[31]。

④　国の施策への協力
　　筆者は、厚労省の「医療安全管理者の業務指針および養成のための研修
プログラム作成指針」策定に参画した（2007年）。
　　同様に、医療事故調査、医療安全管理相互評価、個人情報保護、医療情
報管理の制度構築に参画し、質管理に基づく研修会実施、テキスト出版を

— 81 —

継続している[33)~42)]（詳細は別の機会に提示する）。これらすべてに、組織管理、QM・TQMの考え方、方法を導入している。

TQMの医療への展開が真の目的である。

第7章 医療における問題解決の考え方
―練馬総合病院の考え方

I 医療における問題解決の考え方

1．QMの考え方は医療に適合する

　練馬総合病院におけるQM・TQM導入の経緯の概要は、第1章 I TQMの医療への導入・展開の経緯で、提示した。

　第1章で述べた通り、晴天の霹靂で病院長に任命された（1991年）。走り（組織運営し）ながら、組織とは何か、管理とは何かを考えた。医療界には、参考となる病院がなく、経営する中で、医療と他分野とは、組織管理の観点では全く同じであると気づいた。また、筆者の外科医としての経験から、QMの考え方は、医療にそのまま適合することが分かった。経営とは問題解決の連続であると前述したが、（外科）診療も問題解決の連続である。対象、範囲、粒度の違いはあるが、問題解決の観点では同様である。（第1章 図1.1 問題解決は診療の思考過程と同じ）。

　第4章 II 問題解決の方法 2．問題解決サイクルで、PDCAサイクルを解説した。図7.1の思考過程とは、PDCAサイクルを回す過程である。

2．医療におけるPDCAサイクル

　PDCAサイクルを診療の業務工程（フロー）に当てはめると、以下のとおりである（図7.1）。

P：患者が来院して、最初に診断（問診・視聴蝕診・検査・診断的治療）する。種々の方法で情報収集、現状把握、問題認識し、患者の状態と病態、疾患名、病期等を診断する。

　　診断に基づき、患者の状態（疾患の特性、進行度、患者の全身状態）に応じた治療法を選定する。

D：治療を実施する。

―83―

C：患者の状態（反応）を観察、検査し、把握する。治療の効果、影響を判定する。結果を来した要因・原因を究明する。

A：その結果、予定通り、あるいは、よりよい結果が得られれば、標準とする。結果が予定通りでない、あるいは、悪い場合には、その要因・原因を究明し、是正処置をとる。

　PDCAサイクルは、PDCAの最後まで実施するのではなく、P・D・C・

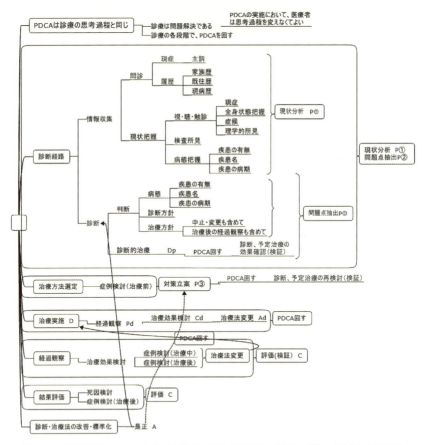

図7.1　問題解決（PDCA）は診療の思考過程と同じ（第1章 図1再掲）

第 7 章　医療における問題解決の考え方―練馬総合病院の考え方

Aの各段階でもPDCAを回す。また、PDCAの各段階から、P・D・C・Aのいずれにも戻ることがある。入れ子で回すことになる（図7.1、図7.2、図7.3）。

経営（組織管理）は問題解決である

問題解決はPDCAサイクル（管理サイクル）を回すことである

- P　計画：現状分析・対策立案　　Pの中でもPDCAを回す
- D　実施：　　　　　　　　　　　Dの中でもPDCAを回す
- C　評価：検証　　　　　　　　　Cの中でもPDCAを回す
- A　展開：経過追跡・標準化　　　Aの中でもPDCAを回す

feedback

経営とは、複雑かつ不確実な環境の変化に臨機応変に対応する業務である

図7.2　PDCAを入れ子で回す

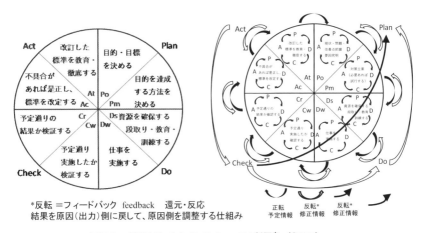

*反転＝フィードバック feedback　還元・反応
結果を原因（出力）側に戻して、原因側を調整する仕組み

**図7.3　管理サイクルの8つの手順*（飯田）
各段階でPDCAを入れ子で回す（飯田）**

＊石川馨の管理サークル（6段階）[17]を改変し、8つの手順（サイクル）にした（飯田）。

これを理解しない人は、PDCAは遅く、時代遅れであるという（第4章 Ⅱ 問題解決の方法 2. 問題解決サイクル）。

Ⅱ 練馬総合病院の経営の考え方

1. 経営理念

練馬総合病院の経営理念は、筆者の職員への病院長就任挨拶「職員が働きたい、働いて良かった、患者さんがかかりたい、かかって良かった、地域が在って欲しい、在るので安心と言える医療を提供する。」を理事会に諮り、理念としたものである（1985年）。

その基本的考え方は、職員、患者、地域がともに満足できる医療（経営）をおこなうことである。職員、患者、地域の順番が重要である（用語読解1 患者中心　参照）。職員が満足し、活き活きと働かなければ、よい医療を提供できず、患者満足を得られない、結果として地域に貢献（満足）できないからである。患者志向、患者尊重は重要だが、患者第一、患者本位とは言わない。

2. TQM宣言

定款、第2章 目的及び事業 第3条に「本財団は、国民の保健向上に必要な医療をなし、地域医療を担う中核的な病院として貢献し、特に生活習慣病及び高齢患者に対する療法とその療養生活の指導並びに研究、及び安全で質の高い医療を提供するための科学的管理手法の研究開発・実践のために医療・介護施設の設置経営とそれに附帯する事業を実施し国民の健康保持に寄与することを目的とする。」と明記した。（説明のために下線を引いた）QM・TQM実施宣言である。

3. 二大経営戦略

練馬総合病院の二大経営戦略は、1　職員の意識改革と、2　医療における信頼の創造である。

— 86 —

第 7 章　医療における問題解決の考え方─練馬総合病院の考え方

① 職員の意識改革

　意識改革とは、医療の基本的事項の第 1 番目の設問の、「医療は特殊」ではないと認識することである。また、専門知識・技術のみならず、管理知識・技術が必要であると認識することである。よい医療を提供するためには、QM・TQM の考え方と方法を習得する必要がある。東京都私立病院会（現 東京都病院協会）の教育人事委員会（当時委員長飯田）で、講演会等を実施し、『病院職員のための病院早わかり読本』（1995年 日本医療企画）を出版した。その後、医療者以外、患者にも理解いただくことを目的に『病院早わかり読本』を出版し、改定を続けている（2023年 第 6 版出版 医学書院）[30]。

② 医療における信頼の創造

　東京都私立病院会（現 東京都病院協会）の倫理委員会（当時委員長飯田）で、「私たちの病院の目標」（用語読解 7　患者の権利　参照）を作成し講演会等を実施した。5 年間の病院長経験に基づき、医療における信頼の創造を目的に『病院とのつきあい方』[21]（1995年 東洋経済）を出版した。

4．練馬総合病院（筆者）の経営理論

　外科医の経験と病院運営の実践を通して、組織管理とは何かに関する自分の考え方を形成した。多くの"飯田の理論[*1]（法則）"を構築し、実践している。それぞれ個別に報告したが、中間まとめとして『質重視の病院経営の実践（医療の TQM ハンドブック 運用・推進編）』[29]（2012年 日本規格協会）を出版した。

[*1]　飯田の理論（法則）と言っている、本音で考え、実践を通して得た真理で、正しいと考えている。

① リーダシップ交代理論

　最初の理論は、研修医の指導目的に作成した（1976年）手術の構成（図7.4）を、病院長として組織管理に適用して改変した（1991年）リーダシッ

手術の構成

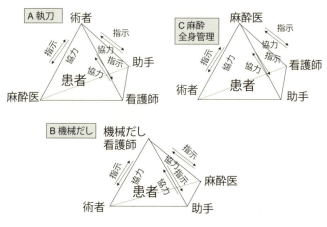

図7.4　手術の構成

プ交代理論（**図7.5**）である。

　組織の理念、目的、方針、目標に向かって一丸となることが望ましいが、必ずしもその通りにはいかない。前述したように、専門資格職が多く、全体最適を考えない人が多い。

　口頭で説明しても理解しない職員が多く、図表化（見える化）している。図表化によって、客観的、論理的に提示できる。本書でも多用している。

② 　リーダ・管理職の役割、扇の理論

　その例として、リーダ・管理職の役割・扇の理論（**図7.6**）を考案し、職員に提示した。

　全体最適を考慮しない例として、よいことだからと組織の目的・目標とは異なることをする、したい職員がいる。組織の示す扇からはみ出てはいけない。リーダ・役職者は修正、指導しなければならない。

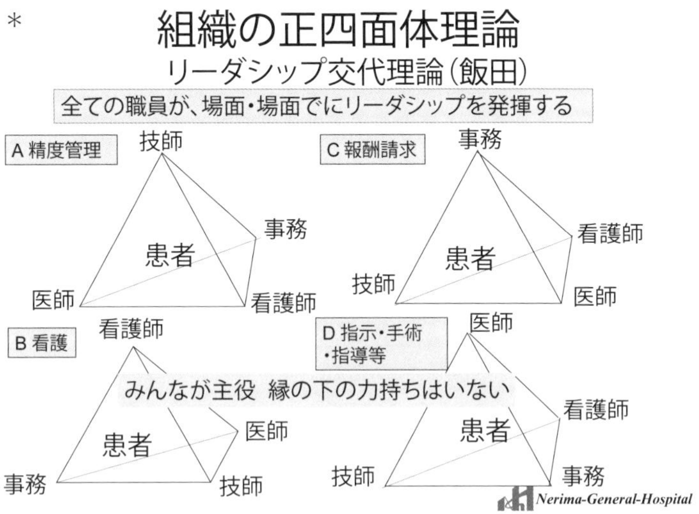

第7章　医療における問題解決の考え方—練馬総合病院の考え方

*

組織の正四面体理論
リーダシップ交代理論（飯田）

全ての職員が、場面・場面でにリーダシップを発揮する

A 精度管理　　技師　　　　　　　C 報酬請求　　事務

事務

患者　　　　　　　　　　　　　　患者　　　　　看護師

医師　　　　　　　　　　　技師　　　　　　　　　医師

看護師

B 看護　　看護師　　　　　　D 指示・手術・指導等　医師

みんなが主役　縁の下の力持ちはいない　　　　看護師

患者　　　　医師　　　　　　　　患者

事務　　　　　　技師　　　技師　　　　　　事務

Nerima-General-Hospital

図7.5　リーダシップ交代理論（図7.4を改変）

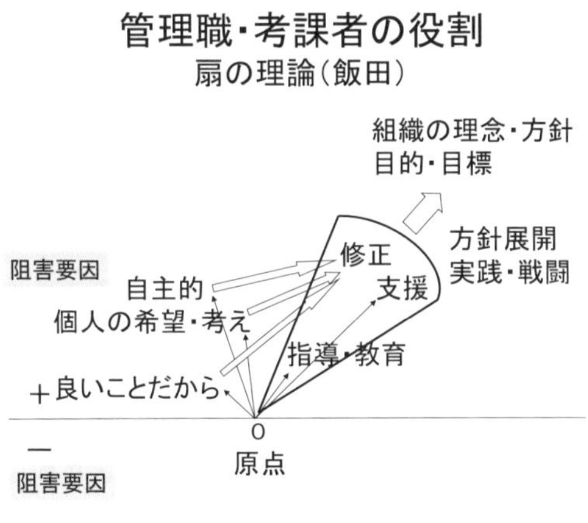

管理職・考課者の役割
扇の理論（飯田）

組織の理念・方針
目的・目標

方針展開
実践・戦闘

阻害要因　　　修正
自主的　　　支援
個人の希望・考え
指導・教育
＋良いことだから
O
一　　　　原点
阻害要因

図7.6　扇の理論

— 89 —

③ 自分中心の考え方

患者中心・患者本位への反論を聞いたことがない。質の定義からも、顧客要求への適合が目的であり、患者を尊重することは当然である。しかし、筆者は、患者中心・患者本位はおかしい、仕事をするのは我々であり、自分中心で考え、行動すべきと主張している（**図7.7、用語読解3　自分中心**）。他責（他人のせいにする）の考えが多いが、問題の原因は自分ではないか、問題解決の当事者、行動の主体は自分であるという、自責の考えが重要である。それが自分中心の考え方である。利己主義とは異なる。

混乱を避けるため、追記すると、顧客には外部（患者、家族等）と内部（職員）がある。

④ 自分で考え、実践する

自分中心に関連して、他を参考にすることは良いが、それを咀嚼し、自分の考えとして、自らの責任で実践する必要がある。さもないと、他者依存、他責になりがちである。

⑤ 五ゲン主義

理論と実践の両立が重要である。片方では問題が発生しがちである。原

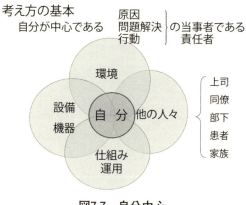

図7.7　自分中心

第7章　医療における問題解決の考え方—練馬総合病院の考え方

理・原則に基づき、現場で現実に現物で実践（三現主義）しなければならない。これを五ゲン主義という。

　三現主義とは、現場の運用を重視することである。運用を考慮しない管理職が多いことを危惧する。問題の多くは現場で発生（露呈）するが、問題の要因・原因が現場にあるとは限らない。企画、計画（戦略）に問題があった場合にも、現場で不具合が発生（露呈）する。すなわち、現状把握が重要であり、事実・データを重視し、情報利活用が基本となる。

⑥　自分のために、仕事を楽しむ

　仕事を楽しむには、人のためではなく、自分のために働くことが重要である。いやいや働くのではなく、自分の為に、生きがいを持って、働くことが何よりも大切である。他人に喜ばれ、感謝されるとうれしい。自己犠牲、献身や他人のためではなく、自分のためである（第3章 医療の基本に関する設問15参照、前節　経営理念）。

　筆者の部屋の壁に、相田みつをの「一生勉強 一生青春」の書の複写を掲示して、職員に見せている。「この年齢でも、気持ちは若いぞ、楽しく勉強できれば、青春である」と粋がっている。学会発表、研究会開催、論文執筆、出版等も継続している。

⑦　独立自尊

　福沢先生の「独立自尊」の意味は深い。自分の考えを持ち、自分の責任において、自分を律して行動すること、自立・自律である。自分を尊重し、大事にすることである。

　慶応義塾普通部（中学）の峯村光郎部（校）長が、ことあるごとに「付和雷同するなかれ」と繰り返した。当時は、何となく受け取っていた。「独立自尊」の言い換えであることに気づいたのは、かなり後である。肝に銘じている。

⑧　組織管理の考え方

　組織とは、同じ目的を達成するために、協力して活動する集団（チーム）

をいう(**図7.8**)。しかし、実際には、各構成員の、考え、思惑、利害関係がある。したがって、理念、方針、目標を常に明示しなければならない。リーダ・管理職の役割である(図7.6 扇の理論)。指導・調整能力が問われる(**図7.9 技術均衡理論**)。

組織力学

<u>同じ目的</u>を達成するために、
<u>協力</u>して活動する<u>集団(チーム)</u>を組織という

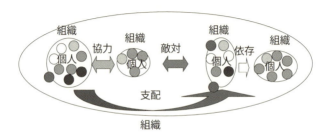

図7.8 組織とは何か

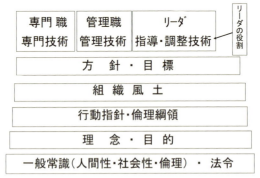

図7.9 技術均衡理論(飯田)

第7章　医療における問題解決の考え方—練馬総合病院の考え方

⑨　質経営

　質経営の考え方は、情報システムを構築し、情報活用し、継続的質向上に努め、信頼性、効率性を向上させ、安全を確保し、結果として経営の質を向上させることである（図7.10）。これが、TQMである。容易ではなく、種々の困難が続く。病院長、幹部職員の不退転の決意と努力が必須である。安全確保、効率化、経営の質向上と掛け声だけでは駄目である。

　情報と質は不即不離である。他に例を見ないが、当財団では、情報・質管理部を設置し、筆者が部長を務めて、企画情報推進室と質保証室が一体として活動している（図7.11）。

　経営資源等価交換理論、要求水準・満足度均衡理論、横断的組織運営理論、技術均衡理論等は、すでに提示した。この他にも、理論（法則）があるが、文献27）、30）を参照いただきたい。

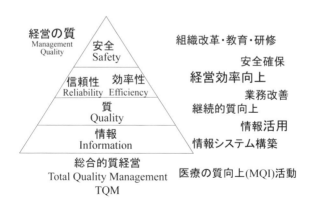

図7.10　情報管理に基づく組織管理（図1.3　一部改変）

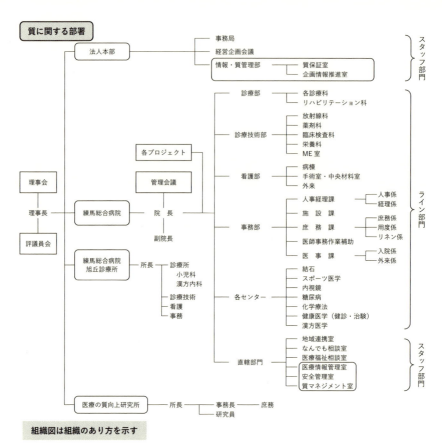

図7.11　公益財団法人　東京都医療保健協会　組織図

第8章 練馬総合病院におけるTQM導入と展開

I 組織体制再構築

1．組織基盤整備

　経営者・職員[*1]が経営を真剣に考えなかったことが、組織存続の危機を招いた。そこで、院長就任後、組織基盤整備、組織体制再構築から始めた。

*1　職員の中に、当然、筆者自身も含まれる。一外科医としての役割を果たすことで、よしとしていた。院長・経営幹部に改善提案を出していたが、他にするべき事はなかったか。今は、全職員が経営を考えることが当たり前である。当時は、医療界・社会全体が、経営は経営者が考え、職員は自分の職責を全うすれば良いと考えた。

　そもそも、組織構造が縦割り、横割りでがんじがらめであった。筆者は組織の壁を機能的に壊した（図8.1）。

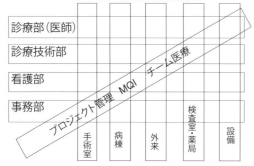

図8.1　横断的組織運営理論（飯田）　図6.1の原図

すなわち、経営方針表明、理念、倫理綱領、経営戦略、人事制度、事業計画（年度方針、目標設定、予算管理）・教育制度、会議体、委員会、諸規程、情報基盤等を整備した。

　再優先課題は、収支均衡である。院長就任（3月）直後から、事業計画（年度方針、目標設定、予算管理）を策定した。4月の診療報酬改定を準備する時間はあまりなかったが、改定の当てはめ作業（シミュレーション）を実施した。病院にはパソコン（PC）はほとんど無く、筆者所有のPCにLotus123をインストールして、診療報酬改定と予算を策定した。自前のアプリをEXCELに移植して今も事務長が使用している。

2. QM・TQM導入の準備

　第1章 I TQMの医療への導入・展開の経緯、第7章 I 医療における問題解決の考え方で、提示したごとく、筆者の外科医としての考えと実践が、そのまま、品質管理（QM・TQM）に適合することに気づいた（第1章 図1.1、第7章 図7.1）。

　しかし、TQMを導入するには、組織基盤が脆弱であり、筆者一人が決断しても、誰もついてこない・ついてこれないことが明らかであった。

　並行して、質・医療・組織・管理・業務とは何かを、研修や委員会等で解説した。

　QM・TQMの意義、必要性を理解させるために、QM・TQM関連書籍を配布し、外部のQCC発表大会に参加し、研修会等で報告し、議論した。

3. 教育・研修

　教育、研修に力を入れ、新入職員、役職者研修と個別主題に関する研修会を定期的に実施した。当初は、外部講師を招聘したが、病院を知らない講師では一般的な話になるので止めて、筆者や役職者が講師となった。教育、研修を受け身ではなく、積極的に参画させるために、講義とともに、グループ討議・発表を重視している。"自分で考え、実践する"を強調している。

　プロジェクトや委員会活動を目的に合わせて、設置あるいは、活性化した。

第8章　練馬総合病院における TQM 導入と展開

　たとえば、倫理綱領策定を目的に、プロジェクト構成員を指名し、『わた
くしたちの病院の目標』を策定し公開した。その後、プロジェクトを常設の
倫理委員会とした。反対した某診療科科長を構成員に指名し、自由に議論さ
せた。自分が参画して策定した綱領には反対できなかった。

　役職者研修を温泉地等で、1-2泊で実施した。他の研修会も、必要に応
じて、外部施設で実施した。日常業務から離れて、自由に議論させるためで
ある。これは、役職者不在でも、残った一般職員が業務を回す訓練であり、
組織体制強化である。

　筆者は、一つのことに複数の目的を持たせている。

Ⅱ　医療の質向上活動（MQI）開始

1．医療の質向上活動（MQI）発足の経緯

　QM・TQMの必要性を解説し、情報を提供し、1995年の役職者有志懇談
会（研修）を伊香保温泉で実施した（筆者の温泉好きが理由だという説があ
りそうだ）。有志であったが、ほぼ全役職者が参加した。後日、参加者から、
半ば強制であったとの発言があった。

　最初に、筆者が、組織の理念、方針、質重視、組織的活動、役職者の役
割、病院機能評価実稼働開始等を解説し、その後は、ほとんど発言せず、自
由に討議させた。

　朝から夕まで討議・発表・質疑した。夕食後は自由時間であるが、温泉に
入った後に、翌日のグループ発表に備えて、"自主的"に各グループが議論
した。

　最後の発表で、「病院機能評価が始まるので、質を向上させ、自己評価し
なければならない、質向上活動をしよう」を参加者が全員一致で決議した。
筆者は発言しなかった。

　病院に帰り、研修参加者が中心で、推進委員となり、質向上活動をしよう
と決まった。

　他組織の考え方と異なるので、独自の名称とすることのみ指示した。「医

— 97 —

療の質向上（MQI：Medical Quality Improvement）活動[*2]と決まった。推進委員長として、懇談会に参加しなかったが、経済学部卒後医師になった、外科医長が推薦され、本人が承諾した。

　当初、筆者が、推進委員に指導・指示する事が多かった。段階的に、節目節目に、相談を受ける以外は関与を避けた。とくに、活動チームに対しては、キックオフ大会、一日で計画を立てる会、予演会、発表大会で指摘、意見を述べる程度である。

[*2]　日本語名称は良いが、Medicalは、医療の他に診療、医師という意味が強いので、MQIのMedicalよりもHealth careが適切であるが、推進委員の考えを尊重した。事務、施設管理を含めた、病院運営・経営全体を考えたいからである。

　　　同じ理由で、法人名　東京都医療保健協会の英語表記を、Tokyo Healthcare Foundationとした。

2．なぜ、MQIをするのか

　筆者は、MQIの目的は、単なる質向上・業務改善ではないと、MQI推進委員、職員に繰り返し説明している。すなわち、以下が大きな目的である。前述した、一つのことに複数の目的があることの例である。

① 　理念の徹底・展開：方針管理・方針展開

② 　経営戦略[*3]の手段： ⅰ 職員の意識改革と価値感の転換（パラダイムシフト）
　　　　　　　　　　　　　 ⅱ 信頼の創造：関係者相互の安心

③ 　実践教育の手段・場：MQI活動を通して、調整、合意形成、リーダシップ発揮等（扇の理論　参照）を実践し、管理職準備と管理技術向上が期待できる。職務分掌や職位に関係なく、全職員にリーダシップ発揮を求めている（**図8.2** リーダシップ双方向論）（第4章 図4.5 役割と業務の範囲・粒度、第6章 表6.1 組織医療の枠組み　参照）。

第8章　練馬総合病院における TQM 導入と展開

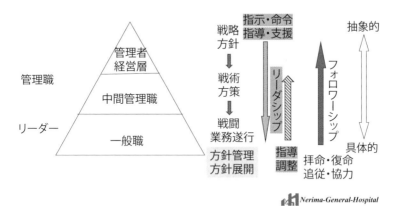

図8.2　リーダシップ双方向論

④　質向上・業務改善

結果として、質向上・業務改善も目指す。①-③は形に見えないので、実感できず、理解しにくいが、質向上・業務改善は結果として把握しやすく、達成感を得やすい。

活動の中で、①-④が実感できる。議論だけで、行動（実践）しなければ、何も得られない。理論と実践の両者が必須である（五ゲン主義）。

＊3　二大経営戦略として、ⅰ職員の意識改革と価値感の転換（パラダイムシフト）と、ⅱ信頼の創造：安心　を掲げている。実践の成果として、ⅰ『病院早わかり読本』[30]（医学書院　第6版　2021）、ⅱ『病院とのつきあい方』[21]（東洋経済新報社1995）を出版し、院内外に展開している。

Ⅲ 練馬総合病院独自の活動

他組織との大きな違いは、以下のごとくである。

① 質向上、改善だけが目的ではない（前節の① ② ③）。したがって、目標達成度だけでは評価しない。目標を達成しない場合には、計画、経過、進捗管理を再検討し、その要因・原因を分析し、次につなぐことを評価する。

② 全員参加の自主的活動ではなく、組織を挙げた組織戦略の一環である。業務である。

③ ②に関連して、病院の統一主題を設定し、4年目から、教育研修と同じ統一主題とした。組織一丸となって、同じ方向に向いて活動するためである（扇の理論　参照）。統一主題に沿っていれば、活動チームの具体的題目（テーマ）は自由に設定してよい（自分で考え、実践する）。ただし、業務に支障があり、通常業務の中で解決できない、MQIの枠組みでなければ解決困難な題目（テーマ）を設定する。結果として、題目（テーマ）の達成が不十分、あるいは、環境の変化等で、新たな問題が発生した場合には、次年度に繰り越すことがある（①で解説）。

④ 活動チームは4職種以上とし、医師を1名以上参加させる。問題に関係する職種・職員を参加させる。医療の特徴として、診療は患者が来院し、医師の診察、指示から始まり、医師が関係しない業務はないからである。また、医師は論理的、科学的思考の教育を受け、研究、学会報告、論文作成に慣れているからである。

⑤ ③活動題目（テーマ）と④チーム構成は、いずれが先でも構わない。

⑥ 活動チームは固定しない。目的に適した活動とするために、柔軟に構成する。活動主体職種あるいは部署はあり得る。

⑦ QMの基本的考え方、手法を把握し、目的思考で活動する。活動実施を目的化しない。

第 8 章　練馬総合病院における TQM 導入と展開

Ⅳ TQM におけるプロジェクト・委員会活動

　プロジェクト・委員会はMQIとは別の枠組みで実施している。しかし、共通の年間統一主題に基づいている。MQI発表大会で、MQIチームと同様に発表する場合がある。組織運営において、TQM、MQI、プロジェクト、委員会活動は同じ方向であるべきと考える（**図8.3右側**）。しかし、大多数の他組織は、TQM、QCC（小集団改善活動）、プロジェクト、委員会活動は、夫々、別個の活動として捉えている（**図8.3左側**）。

Ⅴ MQI 統一主題

　組織を挙げた戦略的活動であるので、初年度から、統一主題を設定した（**表8.1**）。

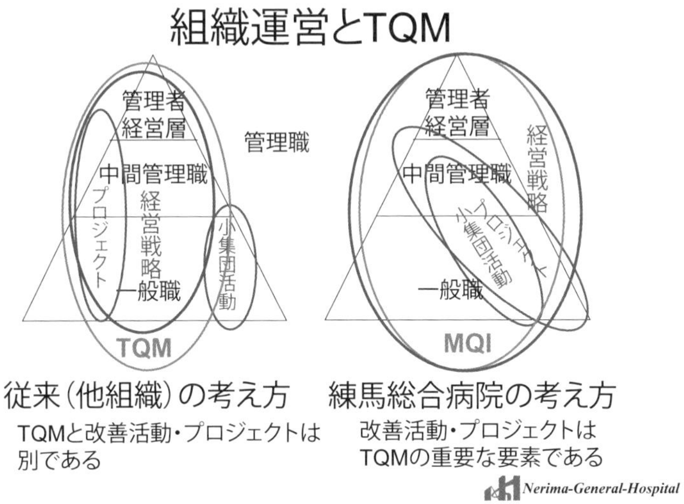

図8.3　組織運営とTQM

表8.1　MQI統一主題一覧

年度	回	統一主題	チーム数
H8年度	1	時間	16
H9年度	2	情報	14
H10年度	3	ながれ	13
H11年度	4	しくみ	14
H12年度	5	標準化	13
H13年度	6	安全	14
H14年度	7	評価	6
H15年度	8	5S	8
H16年度	9	5S —患者さんがかかりたい病院—	10
H17年度	10	創る —新病院建築に向けて—	12
H18年度	11	造る	12
H19年度	12	再生	9
H20年度	13	伸芽 —自分ができること—	10
H21年度	14	発展の芽を育てる	18
H22年度	15	効率化 —ムリ・ムラ・ムダをなくす—	9
H23年度	16	見直す —見る・視る・観る・看る・診る—	10
H24年度	17	自分で考え、実践する	11
H25年度	18	再構築	11
H26年度	19	ながれ —自分の役割を知る—	8
H27年度	20	視点を変える	8
H28年度	21	アサーション —適切な意思疎通・情報伝達—	8
H29年度	22	基本の再確認 —次の段階へ—	6
H30年度	23	目的思考 —業務の目的を理解する—	7
R元年度	24	役割認識—なすべきことを実行する—	7
R2年度	25	つなげる —自と他の関係を次の段階へ—	7
R3年度	26	おさめる —基本を遵守した医療–治める・斂める・理める・修める・納める—	7
R4年度	27	価値観の転換—守るものと、変えるもの—	12
R5年度	28	活気ある次世代を担う病院への改革—理念実現のための職場作り—	4

　初年度は、取り組みやすい、「時間」を設定し、2年目は、「情報」、3年目は、医師を巻き込むために、パス（クリニカル・パス）を推奨し、「ながれ」とした。

　4年目から、教育研修と同じ統一主題とし（表9.1）、全業務を統一主題に基づいて遂行した。

　統一主題の推移を見ると、何に重きを置いたか、経営の流れ・経緯もよく分かる。

第 8 章　練馬総合病院における TQM 導入と展開

Ⅵ　MQI 活動のながれ

1．活動計画表

全体活動計画表（図8.4）に沿って、各チームが計画を立案し、活動を開始する。当院では、MQI ストーリーと称している。全期間を通して、推進委員会・委員が支援する。

2月～当年度活動の継続を支援する継続フォローの会。次年度も、必要に応じて継続する。

毎週1回　推進委員会で、全体の予定、問題点を議論する。各担当チームの問題点を相談し、担当チームを指導し、必要に応じて活動を修正する。

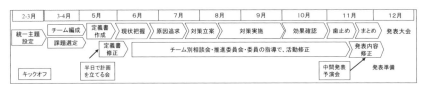

図8.4　全体活動計画表

Ⅶ　MQI 活動の問題点

MQI 活動の問題点は以下のとおりである。
① 推進委員、チームリーダー、チーム構成員および職員の QM・TQM の理解不足
② 活動定義書が不適切
③ 進捗管理できない
④ 統一主題からはずれる、活動題目（テーマ）からはずれる
⑤ 活動自体が目的になる
⑥ 結論ありきの活動になる

詳細は、次章で解説する。

Ⅷ MQI 活動の問題点の対策

　MQI活動の問題点の対策は以下のとおりである。

① 　1日（その後半日）で計画を立てる会
② 　担当推進委員設定
③ 　チーム別相談会
④ 　継続支援の会

　詳細は、次章で解説する。

第**9**章
TQM の一環としての MQI 推進活動

I 統一主題

1．教育研修主題

　筆者の院長就任は 3 月（1991年）で、仕組みを構築し、4 月から教育研修を実施した。翌年度から、年間主題を設定して教育研修を継続している。

　MQI 活動開始から 2 年間（1996年、1997年）、教育研修と MQI の主題は別であった。

　MQI 活動 3 年目（1998年）から教育研修と MQI の主題を統一した（**表9.1**）。

　組織として同じ方向で、力を結集して活動するためである

　後述するが、MQI チーム、委員会、プロジェクトが連携した活動も多く、成果を挙げている。

表9.1　教育研修・MQI統一主題

年度	教育研修主題	MQI主題
1991	主題設定せず	
1992	コミュニケーション	
1993	共感	
1994	医療における信頼の創造	
1995	気づき、新しい自分	
1996	自分で考え、実践する	時間
1997	つながり	情報
1998	ながれ	ながれ(パス)
1999	しくみ	
2000	標準化	
2001	安全	

＊以下表8.1参照。

2．統一主題の意義

　MQI活動は、単なる改善活動ではなく、TQMの一環であると既に説明した。

　活動開始当時は、QC・TQM活動で、統一主題を設定する病院は他になかった。とくに、QCCでは「全員参加の自主的活動」が一般的で、チーム構成も、題目（テーマ）設定もバラバラであった。近年、統一主題を設定する病院がある。

　TQMと称する病院もあったが、実態はQCCの集合であった。

　MQI初年度（1996年）から、組織方針に基づいて統一主題を設定している（表8.1、表9.1参照。）。

　主題は、単に統一するだけではなく、活動の経緯・ながれに意味がある。

3．MQI統一主題の各年度の意味

　初年度の「時間」は、経営の重要要素の一つであり、短縮、正確性等取り組みやすいことから選定した。

　2年目の「情報」も同様に、情報共有、利活用を推進するためである。

　3年目の「ながれ」は、業務には流れがあり、繋がっていることを意識させ、また、医師の積極的参加が必須のクリニカルパスを導入するためである。

　医師主導チームによるパス作成と実施、医師の多チームへの積極的参画があった。

　4年目の「しくみ」は仕組み、体制構築の重要性を認識させるためである。

　5年目の「標準化」は、情報共有、質保証、質管理の基本である。

　6年目の「安全」は世界的な、医療事故に対する社会の批判を受けて、「安全確保は質向上から」を実践するためである。

　以下、それぞれに意味があるが、紙幅の関係で省略する。

第9章　TQMの一環としてのMQI推進活動

Ⅱ　MQI活動の問題点

　前章で列挙した、活動の問題点を解説する。

1．QM・TQMおよびMQIの理解不足
　理解不足は、推進委員、チームリーダ、チーム構成員および職員のそれぞれにある。
　QM・TQM・QCCの意味、MQIとの区別、MQIの独自性を繰り返し解説したが、理解できない職員が多く、同様の推進委員の存在が問題である。

2．進捗管理できない
　進捗管理が大きな問題である。

① 活動定義書が不適切
　繰り返し説明した如く、PDCAの最初のPlan（計画）が最重要である。Pのまとめが活動定義書である。
　段取り（計画）が不十分で、途中で修正できない。
　Pを思いつき程度に考える人が多い。資源確保、実現可能性検討まで含む。

② 統一主題および題目（テーマ）からはずれる
　活動の目的、目標を忘れ、統一主題、題目（テーマ）からはずれても、修正できない。

③ 活動継続が目的になる
　②に関連して、チーム構成員、リーダ共に、活動の目的、目標を忘れがちである。内容よりも活動継続が目的になる。

— 107 —

④ 結論ありきの活動になる

　予定通り進捗しないと、予め想定した、または、希望の結果がでるように活動する。

⑤ 推進委員とチームリーダ、チーム構成員の不調和。

　推進委員が進捗に問題ありと気づいても、チームリーダ、チーム構成員に適切に指示・指導できない。時に、チームが推進委員の指示、指導を受け入れない。

⑥ 最終段階で迷走する

　①～⑤が是正できず、最後まで迷走する。

　また、推進委員、委員会の指示、指導が適切でないこともある。

3．活動終了後の歯止め、標準化が不十分

　発表大会が終わると、活動終了と考える。予定通りの結果が得られても、終わりでない。歯止め、標準化が残っている。

　まして、予定通りに進捗せず、予定の結果が得られない場合は、修正して次年度も活動を継続あるいは新たな展開が必要である。

Ⅲ　MQI 活動の問題点の対策

　問題への対策を以下の通り、実施する。

① 進捗管理表

　QCストーリーとの違いを強調して、MQIストーリーと命名した、全体活動計画表（図8.4）に沿って、各チームが計画を立案し、活動を開始する。それにもかかわらず、進捗管理の問題がなくならない。MQI^{2}が実現できない。

　全体計画表の１列目が活動月、２列目が活動の各段階である。

— 108 —

第9章　TQMの一環としてのMQI推進活動

0）キックオフ、1）統一主題設定、2）チーム編成・題目（テーマ）選定（何れが先でも良い）、3）定義書作成、4）一日で計画を立てる会・計画修正、5）現状把握、6）原因究明、7）対策立案、8）対策実施、9）効果確認、10）歯止め、11）まとめ、12）中間発表、予演会、13）発表内容修正、14）発表大会

5）～13）の間、随時、チーム別相談会、推進委員会、委員の指導、活動修正がある。

キックオフ大会及びイントラネット等で、機会ある毎に繰り返し説明・指導している。

キックオフ後等にアンケート調査を実施し、結果を還元し、振り返り、自主学習の機会を提供している。

チーム名「旅行気分」の具体的記入例を提示する（図9.1）

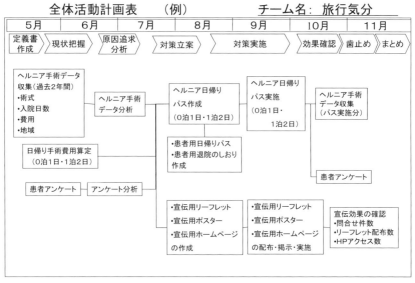

図9.1　全体活動計画表記入例

② 一日で計画を立てる会

　活動定義書をチーム、担当推進委員で記述しただけでは計画が不十分であり、活動途中や報告書をまとめる段階になっても、修正困難・不可能なチームが発生した。

　推進委員会は計画策定が不十分と認識し、一日で計画を立てる会（近年は半日）を５月の土曜日に実施している。

　チーム発表、質疑後、修正する（図9.1）。

　書式に従って、活動定義書（Ａ４　１枚）を修正し（**表9.2**）、活動を登録する。

　他チームの発表・質疑を客観的に聞き、自チームの参考にする。

表9.2　活動定義書項目

統一主題	
作成日	
更新日	
作成者	
推進委員	
活動プロジェクト名	
主体部署	
主体委員会等	
チームメンバー	（所属・職種）　　　計　　　　名
チーム名称	チーム名称
チームリーダー	所属・職種)
サブリーダー	（所属・職種)
活動テーマ	何を実現するか、簡潔に記載
テーマ選考理由，目的	なぜ、このテーマで活動するか、テーマの必要性
活動内容	現状把握・変数・調査は何をどうやって取るか、目標につながるか、活動の具体的な行動
目標	現状の水準と期待される成果、活動終了後、現状をどう変えたいか
備考	添付資料など

— 110 —

第9章　TQMの一環としてのMQI推進活動

③　担当推進委員設定

　推進委員会が全チームを進捗管理するが、各チームに担当推進委員を1-2名選任した。進捗管理の問題がなくならないのは、推進委員会、担当推進委員の指導力の問題だけではなく、チームの自由にしたいという考えもある。

④　チーム別相談会

　全チームの足並みがそろわないので、チーム別相談会を設定した。

　毎週1回　推進委員会が、全体の予定、問題点を議論する。各担当チームの問題点を相談し、担当チームを指導し、修正する。

⑤　MQI発表用スライド点検表

　担当チームの発表用スライド点検表を標準化した。筆者が常に指摘している事項を反映した。聴衆に見やすく、分かりやすくすることが目的である。

　毎年、各チームにスライドの問題点を指摘するが、なくならないので、視聴者に判読容易かつ理解容易なスライドを作成するように、点検表を作成した（**表9.3**）。

⑥　MQI活動報文集作成の留意事項提示

　報文集も⑤と同様の理由で書式を指定し、印刷時に明瞭にする留意点を加えている。

　発表大会後に作成する、報文集の留意事項を以下のごとく、明示している。
・1ページ目　活動報告書
・2ページ目以降　左にスライド、右に解説
・スライドと解説には、通し番号を付ける。
・報文集用に貼り付け作業を行う前に、スライドの背景を白地に変える。
・作成手順と注意点は、以下を参照する。
作成手順
＜スライド＞部分

表9.3 発表スライド点検表

主体部署：

確認者（担当推進委員）：

チェック日： 年 月 日

チェック項目	
【内容について】	
・内容と合致させて、MQIストーリー（現状把握、原因追求等）を左上に記述する	☐
・テーマ選定理由・目的と内容の整合を取る	☐
【文字のサイズ・色・装飾について】	
・フォントサイズは24以上を使用している（小さいと文字が潰れて読めない）	☐
・特別の理由がない限り、太字を使わない	☐
・意味なく文字に下線を引かない	☐
・意味なく赤字を使用しない（赤は悪いことを強調したいとき等）	☐
・意味なく文字に色を使用しない（必要があれば赤以外を使う）	☐
・強調表示には青を使う	☐
・意味なくアニメーションを使用しない	☐
・箇条書きの際に、テキストボックスを1項目ずつ分割しない	☐
【文章表現について】	
・受け身の表現をしない、全て能動態で書く（例：決定された → 決定した）	☐
・『〜をする』や『〜を行う』の表現を使わない（例：投薬をする → 投薬する）	☐
・『〜を確認する』を極力使わず具体的に記載する	☐
・意味なくカタカナ・横文字を使わない	☐
【図表・グラフの使用について】	
・図表・グラフを使用し、内容を理解しやすく(見える化)する	☐
・図表の一部を、意味なく塗りつぶさない	☐
・図表を塗りつぶす場合、赤や濃い色を極力使用しない	☐
・白黒印刷時に、文字が消えないようにする（文字色と背景色のコントラスト）	☐
・色の濃淡、パターンを使用し、白黒印刷時に、項目ごとの違いを判別させる	☐
・グラフの軸の名称、単位を記入する。	☐
・2次元データで、3次元グラフを使用しない	☐
・グラフに、データの総数を記載する（n=XXX）	☐
・軸の線を明瞭にする	☐
【アンケートについて】	
・目的・調査期間・調査対象等を明記する	☐
【統計手法について】	
・使用した統計手法を明記する	☐

第9章　TQMの一環としてのMQI推進活動

ⅰ　元のスライドの文字や線の色を黒に変える（白でなければ赤や青は
　OK）
ⅱ　スライドの背景を白にする
　1）メニュー「書式」より、「背景」を選択
　2）背景色を白地に変える
ⅲ　元のスライド1枚　『全て選択』
ⅳ　『形式選択貼り付け』　ピクチャ（拡張メタファイル）
ⅴ　左端を黒枠、右端を画面ガイト　点線（0.00）に縮小して合わせる
ⅵ　スライド枠線の色を黒で指定して縁を付ける
ⅶ　縦4枚スライドを並べる
ⅷ　スライド番号を【　】に入れて、各スライドの左上につける
ⅸ　スライドは大きく作成する
＜説明＞部分
ⅰ　フォントは、MS P明朝、11ポイントとする
ⅱ　スライド番号と対応した番号をつける
（注意点）
　発表大会の指摘*を踏まえて変更してよい
　発表大会以降の進み具合で、スライドの内容を変更してよい
　発表時間の関係で発表原稿を省略した場合、解説で詳述してよい
　初めて報文集を読む人も理解できるようにする

＊発表会後に報文集を作成していたが、近年、発表大会で配布。

⑦　継続支援の会
　活動終了後も、歯止め、標準化を継続する必要がある。また、計画通りに
進捗せず、問題を残した、あるいは、新たな問題が発生したチームもある。
そこで、継続支援の会を設定した。

第10章 TQMの一環としてのプロジェクト・委員会活動

Ⅰ プロジェクトとは

　プロジェクトとは、目的、目標、期限を設定して実施する業務を言う。目的、目標達成に必要な構成員を指名する。プロジェクト専従は一部の者であり、大多数は、兼任（日常業務と並行して、時間を融通して活動する）である。所属部署における日常業務への影響があるので、部署内同僚の、活動への理解と協力が必須である。

　プロジェクトの規模、範囲は様々である。

　MQI活動もプロジェクトの一種である。

Ⅱ 委員会とは

　委員会は、対象分野や範囲は規定するが、具体的目標、作業や行為は規定しない、常設あるいは期間限定の活動である。

　プロジェクトと同様に、構成員の一部は専従であるが、大多数は兼任であり、プロジェクトと同様の留意事項がある。

　委員会が、特定のプロジェクトを担当あるいは他組織と連携することがある。

Ⅲ プロジェクト・委員会・MQI

1．プロジェクト・委員会・MQIの関係

　プロジェクト・委員会・MQIは、組織の目的、方針に基づいて設置する。

— 114 —

第10章　TQMの一環としてのプロジェクト・委員会活動

組織管理における重要な要素である。

　組織管理（TQM）におけるプロジェクト、委員会、MQIの関係を**図10.1**に示す（図8.3　再掲）。

　病院では、年中、無休で、多職種が、多部署で継続あるいは並行して作業する。

　日常診療（業務）が、患者の要望や状態への対応の連続である。組織横断的かつ複雑である（図6.1　参照）。小プロジェクトの連続とも言える。

　環境の変化（患者の急変、救急患者受け入れ、予定外の状況等）に適時、適切に対応しなければならない。医療にTQMを導入しなければならない理由である。

① 　通常は、プロジェクト・委員会・MQIは別々に活動する。

② 　プロジェクトあるいは委員会主体のMQIチーム構成で、活動する場合がある。

③ 　MQI活動ではないが、プロジェクトや委員会の結果・成果をMQI発表大会で報告する場合がある。

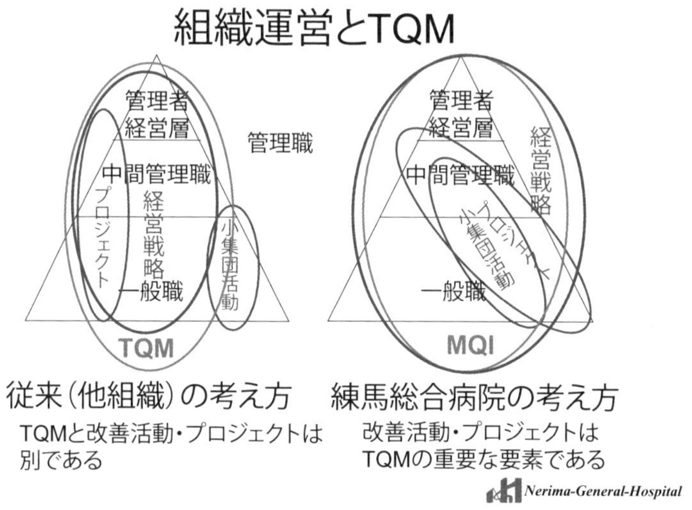

図10.1　組織管理とTQM　（図8.3　再掲）

— 115 —

2．プロジェクトと委員会活動の類似点

プロジェクトと委員会活動の類似点は、以下である。

① 組織横断的な取り組みである

通常業務・日常業務では解決困難な、組織横断的な問題を扱う。

② 一部の専従者以外の構成員は、日常業務・定常業務と兼任である。

③ リーダ、マネジャー、委員長等名称は種々あるが、構成員の指導、関係部署・組織との調整能力が必要である。

3．プロジェクトと委員会活動の相違点

プロジェクトと委員会活動の相違点は、以下である。

① プロジェクトは、明確な目標を設定した期間限定の取り組みである。

期限内に初期の目標を達成しない場合は、中止、あるいは、新たなプロジェクトを設置する。

② 委員会は、目的・目標を規定するが、プロジェクトのように、具体的目標ではなく、範囲が広い。通常は常設である。

法的設置義務があるものと、任意のものがある。

③ プロジェクト終了（目標達成または中止）後、委員会に移行する場合がある。

Ⅳ プロジェクト事例

多数のプロジェクト事例の中でも特徴的な事例を提示する。

1．倫理綱領策定プロジェクト

職員が遵守すべき倫理綱領策定を目的にプロジェクトを設置し、『私たちの病院の目標』（用語読解7 参照）を策定し、公表した（1993年）。当院が策定した案を、東京都私立病院会（現在の東京都病院協会）の倫理委員会（当時 委員長飯田）で検討し、公開シンポジウムの質疑を受けて修正し、東京都私立病院会の倫理綱領とした。後に、全日本病院協会（当時 医療の

第 10 章　TQM の一環としてのプロジェクト・委員会活動

質向上委員会委員長飯田）の理事会に諮り、倫理綱領とした。
　プロジェクト終了後、委員会に移行した例である（第 8 章で解説）。

2．新病院建築関連プロジェクト

　新病院建築は物理的な建設のみならず、組織改革・革新が目的である。
　建築を契機に、種々の仕組みを構築した。組織横断的活動の成果である。

①　年間統一主題を、2005 年「創る－新病院建築に向けて－」、2006 年「造る」
　とした。
　新病院建築に向けた組織的活動を意識させた。全部署、全職種、全職員に
自分事として参画させるためである。
　病院が設置したプロジェクト以外は、通常業務、プロジェクト、委員会の
区別をあえて明確にしなかった。

②　病院が設置したプロジェクト
　それぞれの立場・役割で、新病院建設に向け、必要に応じて、連携して活
動した。
　プロジェクトの多くは MQI チームとしても活動し、MQI 発表大会で発表
した。
　新病院建築関連プロジェクトの経緯と成果を、2007 年 5 月から 1 年間、
『病院経営』に『職員・患者・地域がよかったといえる病院を造る』を毎回、
プロジェクトリーダと筆者が共に執筆した[71]~[81]（**表10.1**）。出版社の了解を
得て、1 回～11 回分を製本し、創立60周年記念式典（2008 年 3 月）で配布し
た。

3．診療記録監査プロジェクト

①　診療記録監査の手引き検討
　医療の安全確保には、医療の質向上が必須で、基本は診療記録の質向上で
ある。診療記録の質担保の方策として、医療情報管理室職員が、診療記録監
査を日常業務で実施しているが、標準化しておらず、質は不十分であった。

— 117 —

表10.1　新病院建築関連プロジェクト一覧

職員・患者・地域がよかったといえる病院を造る	
1　夢の実現に向けて	飯田修平（病院長）
2　新病院建築始末記	（建築準備室）
3　新病院建築に携わり	（施設課係長）
4　情報システムの病院新築移転報告	（企画情報推進室主任）
5　新病院開設に向けて：行政手続及び外部対応	（事務長代行）
6　糖尿病センター開設への取り組み	（臨床検査科係長）
7　内視鏡センター設立と今後の役割	（内視鏡室長）
8　物流管理におけるSPD構築を目指して	（中央材料室）
9　夢の実現に向けてた看護部の取り組み	（看護師長）
10　ペーパーレス化・フイルムレス化への取り組み	
	（情報システム委員会委員長・診療技術部長）
11　健康医学センター設立の目的と目標	
	（健康医学センター長・副院長）
12　医療の再生に向けて	飯田修平(病院長)

　診療記録記載に関する、法令やガイドラインの規定がある。また、指導監査や第三者機能評価の点検表はあった。

　体系的かつ標準的な手引きがないので、プロジェクトを設置し、医療情報管理室職員と質保証室職員を中核に、診療記録監査の手引き作成を検討した。

② 　当院の手引き案を、東京都病院協会診療情報管理委員会（当時委員長飯田）で検討し、『指導監査・第三者機能評価に対応　診療記録監査の手引き』[37] を出版した（2013年）。電子カルテ普及は一部であり、紙カルテと電子カルテに対応した。

③ 　電子カルテ版　診療記録監査の手引き
　全面的に電子カルテに対応した手引き作成を目的に、当院に診療記録監査

第 10 章　TQM の一環としてのプロジェクト・委員会活動

プロジェクトを設置し、検討し、『医療の質向上＆指導監査・第三者機能評価のための　電子カルテ版　診療記録監査の手引き』[38] を出版した（2020年）。

以後、診療記録監査プロジェクトを委員会に移行した。

４．救急患者受け入れプロジェクト

２次救急指定病院として、受け入れ態勢が不十分であった。指示・命令では効果が小であり、プロジェクトを設置した。毎月、関係職種、部署が議論した。効果が不十分であり、プロジェクトを終了し、委員会に移行した。

５．BCP策定プロジェクト

BCP（Business Continuity Plan：事業継続計画）は組織活動全般にかかわる。一般的・共通事項と、特定事項のBCPがある。

阪神淡路大震災、東日本大震災を契機に、関係部署と検討し、消防計画、防災計画を段階的に、BCPとして再構築した。

緊急連絡網、対応（備蓄品整備、訓練）等組織横断的に検討した。

感染症対応BCP、IT-BCPを策定した。

その成果を全日本病院協会『病院のあり方報告書』[67]~[69] および雑誌[66]、[70] に執筆した。

その後の経過を含めて、第11章 II BCP策定プロジェクトで、事例を提示する。

６．新型コロナ感染症対応プロジェクト

新型コロナ感染症（COVID-19）対応の小プロジェクトの一部を提示する。

① 面会システム構築

クラスター発生防止のために、面会禁止が必要であった。時間的余裕がなく、急遽、独自にリモート面会システムを内製した[35]。PCを扱えない高齢者も多く、外来にPCを設置し、来院いただき、職員が病室に設置したPCと接続した。後日、業者にシステム移植を委託した。

— 119 —

② 発熱外来設置

　救急外来に隔離用テントを設置するだけでは不十分になり、救急外来の外に、待合用・検体採取用テントを設置した。

　診察室が手狭になり、近隣の診療所廃止後のマンションを契約して、病院の漢方外来と小児科外来を移設し、空いた診療室を、COVID-19用に変更した。

③ 感染症対応BCP改定

　COVID-19の状況の変化に応じて、感染症対応BCPを改定した[69]。

7．診療報酬改定対応プロジェクト

　診療報酬改定は通常は2年毎であるが、年に複数回の場合もある。通常は、事務（医事課等）と改定関連部署が対応する。

　大改定、とくに、施設基準の大幅かつ多様な改定では、組織を挙げて取り組む必要がある。診療報酬改定対応プロジェクトを設置し、情報共有と進捗管理もイントラネットを使って、全職員、全部署に徹底する。

　医事システム改定は業者に委託するが、文書改定および運用変更は、関係部署全ての詳細な情報共有と調整、内製[35]が必須である。

8．情報発信プロジェクト

　広報委員会とは別に、情報発信プロジェクトを設置した。

　MQI活動の再構築を目的に、MQI推進委員合宿研修（熱海で1泊）で、新たな仕組を検討した。グループ討議で、広報の再構築を目的に、小中学生医療体験（COVID-19で中断していた）を通して、地域への情報発信を再検討するチームが発足した。

Ⅳ　委員会の事例

　委員会とプロジェクトを前述のごとく定義できるが、TQMの一環という

第 10 章　TQM の一環としてのプロジェクト・委員会活動

意味では、個々の具体的活動の異同は明確にできず、明確にする必要はない。委員会自体がプロジェクトの集合、連続でもある。
　委員会の中の特徴ある活動を提示する。

1．COVID-19対応例

　パンデミックは非常事態であり、前節、COVID-19対応プロジェクトの一環として、感染対策委員会、安全管理委員会と関係各部署（検査科、薬剤科、看護部、診療部、事務部、情報・質管理部、施設課等）が連携して活動した。5 類移行（2023年）後は、段階的に、通常業務、日常業務に移行した。

2．委員会に移行後の、診療記録管理委員会

　通常の監査とは別に、毎月、監査対象の診療記録を診療科、医師別に選定し、監査担当医師を、順番で、委員以外から選出する。医師全員に、診療記録監査の対象者であるとともに、監査を経験させる目的である。

— 121 —

| 第11章 | MQI活動および
プロジェクト事例報告 |

　多くの優秀な事例の中から、特徴のある、筆者が活動を高く評価する
MQI活動2事例と、プロジェクト1事例を紹介する。

Ⅰ MQI活動事例

　統一主題と、全体活動計画表に基づき活動し、全てのチームが、何らかの
成果を達成した。その多くが、日常業務として定着しているので、資料を参
照しない限り、どれがMQI活動の成果かは判別困難である。MQI活動の成
果はないのではないかと聞く、新入職員もいるという。

　最優秀賞ではないが、筆者が成果だけではなく取り組みを評価する、第2
回（1997）と第18回（2015）の各1事例を紹介する。

1．第2回（1997）　統一主題：情報

① 　活動定義書

　　活動主体部署：臨床検査科

　　活動テーマ：患者さんを待たせない全病棟技師採血の実施

　　主体部署：臨床検査科

　　テーマ選定理由：現在、2病棟で検査技師による早朝空腹時採血を実施し
　　　ているが、技師が病室を訪問するまでの間は、患者さんを拘束する。検
　　　査項目や患者さんの状態に合わせた病棟採血の方法を工夫し、患者さん
　　　毎の採血順序、訪問時間等を明確にし、計画的に病棟を訪問して患者さ
　　　んを待たせない全病棟採血を実施したいと考えこのテーマを選定した。

　　活動概要：

　　　i　採血順序を統一し計画的に実施して、前日に採血時間を患者さんに
　　　　説明する

－122－

第11章　MQI活動およびプロジェクト事例報告

　ⅱ　摂食により影響を受ける項目と受けない項目を検討し、食後の採血も考慮して患者さんに食事を待たせないようにする
　ⅲ　検査技師が患者さんの状態、検査項目、摂食の有無を把握し、患者さんの理解を得た上で、採血場所、採血時間等を検討する

チームリーダー所感：平成7年に4階から始めた病棟採血も2年経過して、全病棟で実施している。検査技師の努力と共に、協力して下さった多くの部署の方々のおかげである。まだ実施されたばかりで、残された問題もあるが、患者さんや病棟の職員の意見や希望を取り入れて、より良い患者対応をしたい。

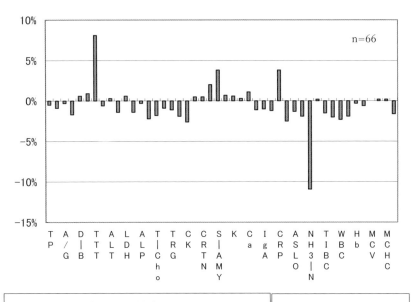

図11.1　検査値の平均変化率（食後30分）とt検定による有意差の有無

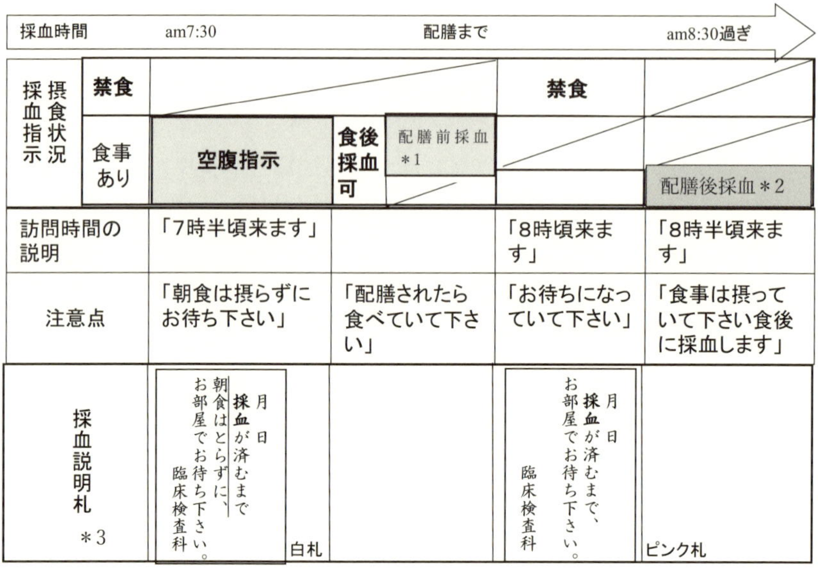

採血時間	am7:30	配膳まで		am8:30過ぎ
採血指示状況 禁食			禁食	
採血指示状況 食事あり	空腹指示	食後採血可 ／ 配膳前採血 *1		配膳後採血 *2
訪問時間の説明	「7時半頃来ます」		「8時頃来ます」	「8時半頃来ます」
注意点	「朝食は摂らずにお待ち下さい」	「配膳されたら食べていて下さい」	「お待ちになっていて下さい」	「食事は摂っていて下さい食後に採血します」
採血説明札 *3	月　日　採血が済むまでお部屋でお待ち下さい。朝食はとらずに。臨床検査科　白札		月　日　採血が済むまで、お部屋でお待ち下さい。臨床検査科　ピンク札	

＊1　計15件程度を空腹時採血の対象とする（現状把握で1件あたり4.2分の為）

＊2　全採血件数及び禁食者数を考慮し、やむを得ない場合は食後採血とし3件あたり技師1名が対応する

＊3　従来1種類だった説明札を2種類にした。また、不在の場合は不在者用説明用紙に訪問時間を記入し、ベッド上に置いてくる

図11.2　患者さんへの説明方法と採血時間

② 　対策実施の為の検討事項

　ⅰ　食後採血が可能かどうか、食事による検査値の変動を調べる

　ⅱ　食後採血についての約束事

　ⅲ　歩行可能な患者さんに集まってもらう

③ 　今後の対応

　ⅰ　点検表の見直し

　　　データ収集の時間を重視しているので、禁食の把握を中心とした患者

第 11 章　MQI 活動およびプロジェクト事例報告

情報を、説明者から採血者に申し送る内容にする
ⅱ　前日説明終了後の追加
　　患者さんへの説明終了後に追加依頼が多く出ると、翌日の採血を計画どおりに行いにくいので、依頼の出し忘れが無いよう医師、病棟に呼びかける
ⅲ　休日明けの未入力検体が多い
　　イ　採血容器の間違いがある
　　ロ　朝の依頼入力に時間をとられる
　　ハ　採血容器を準備してほしい要望がある
ⅳ　採血困難な患者さんに時間をとられ予定通りにいかないことがある

④　効果確認
　患者さんを待たせず、計画的に病棟採血できたかを検証した（**図11.3**）。

⑤　筆者の評価
　本活動の秀逸な点は、検査技師（延66人）が実験台となり、食前採血でな

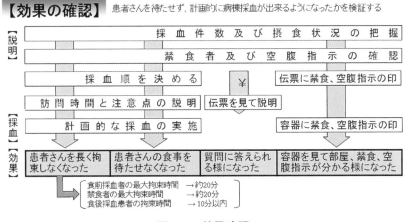

図11.3　効果確認

くても良い、すなわち、食後何分までの採血なら影響しない検査項目を、統計的に検証したことである。

例えば、中性脂肪は食前採血でなければならないという常識を、食後何分までは影響しないと検証し、医師、看護師、患者等に説明し、了解を得た。

患者を待たせず、限られた検査技師数、限られた時間内に採血することができた。

2．第18回（2013）　統一主題：再構築

① 活動定義書

活動主体部署：医事課

活動テーマ：予約センターを設立して各職種と患者の負担を軽減する

主体部署：医事課

テーマ選定理由：

 i 医師から、外来診察時の次回検査予約に時間がかかり負担であるとの声があった（**図11.4**）。

 ii 患者から、検査説明やCT・MRIの問診票確認等に時間がかかると苦情があった。

  検査予約により、プロセスが増加し（**図11.5**）、患者の負担が大きい。

 iii 医事課に予約に関する問合せが多く、予約専用窓口が必要と感じていた。

  そこで、予約センターを設立し、これらの問題を解決する。

活動概要：CT、MRI、エコーについて、診察室で医師が日付未指定で検査指示を出し、予約センターで次回検査予約の日程調整、検査説明、問診票の確認を、会計待ち時間内に行う。

② 原因究明：特性要因図で原因究明した（**図11.6**）。

 i 医師が診察室で予定を決めている、

 ii 検査説明、問診票の確認は専門職が行うべきと考えていた、

 iii すべてが終わらないと患者は会計にファイルを出せない流れ、

— 126 —

第 11 章　MQI 活動およびプロジェクト事例報告

の 3 点があがった。

③　対策立案：ⅰ他職種の業務を医事課が担当する、ⅱ検査予約の運用変更、ⅲ医事課内の体制構築、の 3 つの対策をたてた（**図11.7**）。

④　活動成果、効果：予約センター設立後、約 3 週間で、予約代行した CT、

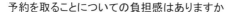

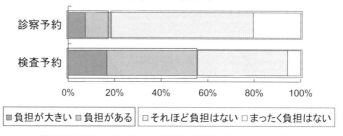

図11.4　診療・検査予約に関する医師アンケート

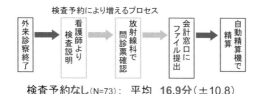

図11.5　患者の負担

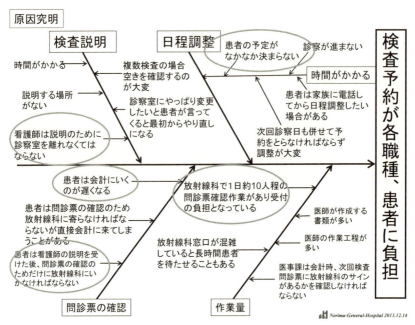

図11.6 原因究明（特性要因図）

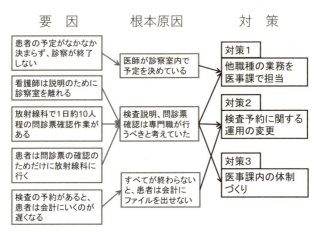

図11.7 要因と根本原因・対策

― 128 ―

第11章　MQI活動およびプロジェクト事例報告

MRI、エコーの件数は全体の約7割となった。

アンケート調査では、約9割の医師と、7割の看護師・看護助手が、予約センター利用で負担が減ったと回答している。

予約センターで予約代行した患者の、外来診察終了から会計までの待ち時間が約30分短縮し、検査予約なし患者とほぼ同じとなった（図11.8）。

⑤　歯止め、標準化：
　i　予約センターを円滑に稼動させるため、検査に関する新しい知識を共有し、マニュアルを見直す。
　ii　予約センター業務の質向上をはかるため、見直したマニュアルを医師と看護師が確認し、医事課全員に周知する。
　iii　予約センターに寄らずに日付未指定となる患者をなくすため、カルテから検査依頼一覧を出力して日付未指定患者に連絡して検査日を決定する。

⑥　活動前のチームリーダ所見：予約代行できる検査は、外来で決まったCT、MRI、エコーのみであるが、今後は、地域連携室と協力し、紹介患者の予約をとり、予約専用電話番号を設けて業務を集約させたい。

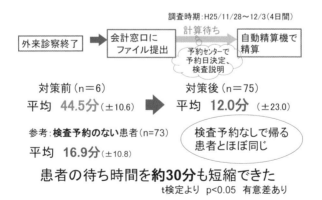

図11.8　予約センターで代行した患者の外来診察終了から会計までの時間

⑦　活動後のチームリーダ所見：看護師、薬剤師の協力を得て、内視鏡や入院の説明も行えるようにする。予約センターの設立は初めての試みであった為、関係部署との連携や知識の習得が不可欠でした。医師、看護師・看護助手、他部署の皆様には活動当初からご指導、ご協力をいただきありがとうございました。

⑧　筆者の評価
　　患者、医師、看護師、技師等の負担軽減を、医事課の負担を増やして実施したことがすばらしい。部分最適ではなく、全体最適を目指した活動の模範である。

3．第18回（2013）　審査委員（副看護部長）講評

　2018年度の統一主題「再構築」について、11チームの発表を聞かせていただきました。「再構築」は、今年度病院職員が活動するための統一主題でもあり、MQI発表大会は全職員が同一主題で様々な活動に取り組んだ集大成であったと思います。

　今行っている業務を一から見直し、業務の中で、決められたことが何故出来ないのかを分析し、分析する中で出来ない原因が判明し、対策立案・実施されていました。原因分析する中で、他職種の業務内容や煩雑さ、システムの不備を知ることが出来、再構築への取り組みにつながったチームが多かったと思います。ただ、活動計画通りに進まず、収集したデータの分析や発表のまとめが遅くなり、発表用のスライドが変更されて、審査員への事前配布資料と異なっていたことは残念です。来年度は、活動計画通り、または少し早めに進めて、発表段階では活動成果を十分に発表できるようにして下さい*。

　今回の活動報告がゴールではなく、スタートです。今後、活動を継続し続けることで、病院全体の質が向上し、より良いサービス提供に繋がるように、職員みんなで協力して欲しいと思います。

　最後になりましたが、MQI推進委員および活動メンバーの皆様、お疲れ様でした。

＊現在は、予演会等の指摘を反映した報文集を、発表会で配布している。

第 11 章　MQI 活動およびプロジェクト事例報告

Ⅱ　BCP 策定プロジェクト

　多数のプロジェクトの中から、継続的改善の観点で、BCP（Business Continuity Plan）策定プロジェクトを取りあげる。

　東日本大震災、熊本地震や大規模な風水害により、多くの医療機関・介護施設が被害を受け、診療・介護を継続できなかった。新型コロナウイルス感染症（COVID-19）蔓延では、BCP・事業継続管理（BCM：Business Continuity Management）の問題が露呈した。

1．練馬総合病院におけるBCPの考え方

　当院は、BCP・BCMを総合的質経営（TQM）の一環として実施している①事業継続に関する基本方針、②事業継続の取り組み概要、③事業継続の取り組み年表、を公開している。

　BCPに基づいて、実務に落とし込まなければならない。BCPとBCMの関係を**図11.9**に示す。

　段階的に策定した事業継続に関する諸規定と、指揮命令系統一覧を**図11.10**に示す。

2．練馬総合病院のBCP策定の経緯

① 　大震災を想定したBCP策定

　阪神淡路大震災（1995年1月17日）の2カ月後、筆者、職員と東京都病院協会理事の計3名で、現地（被災病院、住宅・商店、ビル、高速道路等）を視察した。駅前の歩道橋には「ボランティア帰れ」の張り紙があった。何の装備・資材も準備せず押し寄せる"善意"の人が多く、被災地には迷惑であった。筆者等は、ボランティア精神ではなく、東京が被災をうけた場合の参考にするためであった。大阪にホテルを確保し、電車・バスを乗り継いで、2往復するだけでも疲れた。同行者に、炊き出しをする公園の片隅のベンチに腰掛けて休む筆者の姿は、被災者のようだと言われた。

— 131 —

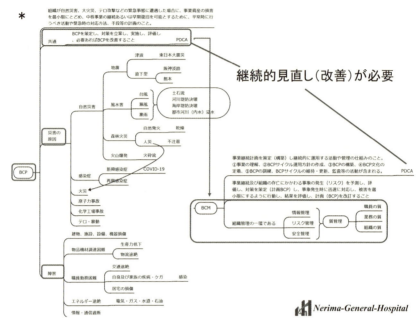

図11.9　BCPとBCMの関係

　視察結果を参考に、防災計画を改定した。壁をたたけば砂が落ちる音がする状態であり、すぐ、建設会社に耐震診断を依頼した。震度5強で危ないということであった。対応は、柱の補強と、窓に筋交いを宛てるということであった。病院というよりも収容所のようだと思った。狭隘の土地で営業しながらの建設を検討いただくと、3期5年間かかるということで、現実的計画ではない。

　移転新築しかないと考え、区内および近隣区の建築可能な土地を探し回った。空き地はもとより、稼働中の住宅展示場、ゴルフ練習場、工場等である。それぞれ使用者や地主に掛け合ったが、やっと現在の移転地を確保できた。所有者が複数いたことと、家族関係が複雑な所有者がいたので、有力なマンション業者が降りたことが幸運であった。絡んだ糸を一本一本ほぐすよ

第 11 章　MQI 活動およびプロジェクト事例報告

事業継続関連規程と指揮命令系統一覧

事業継続に関する基本方針	

危機管理検討会議規程
議長：理事長が任命する。
副議長：必要と判断した場合は、理事長が任命する。
その他構成員：経営企画会議構成員とする。

大規模災害時の対応マニュアル
1章 消防計画(防火管理規定)
　管理権原者　　　防火管理者：阿部事務長
　防災委員会
　防火責任者、火元責任者
　点検検査員
　自衛消防隊長：防火管理者
　自衛消防隊員

2章 停電時の対応マニュアル

3章 震災時のBCP
　本部長：理事長　本部長補佐：防災委員会
　災害対策本部

新型インフルエンザに対する事業継続計画（BCP）
本部長：理事長　本部長補佐：院長・感染対策委員長　感染対策委員会

COVID-19に対する事業継続計画（BCP）
本部長：理事長　本部長補佐：院長　経営企画会議　管理会議
感染対策委員会　診療部門　診療技術部門　看護部門　事務部門　直轄部門

情報システムに関する事業継続計画（BCP）
本部長：理事長 本部長補佐：情報・質管理部長 企画情報推進室長 経営企画会議 管理会議
情報システム委員会　診療部門　診療技術部門　看護部門　事務部門　直轄部門

図11.10　事業継続関連規程と指揮命令系統一覧

うに交渉した。土地の情報を持ってきたチーム（建築会社、設計事務所、不動産業者）と最後まで、信頼関係*（義理と人情）を構築して竣工、移転に至った。

＊　新築披露宴の祝辞で、建設会社常務が、指名でなければこんな安価にはやれないと述べた。意気に感じて、会社の最優秀の設計、IT ネットワーク設計、現場監督を配置してくれた。チームには、その後の維持管理にもご支援いただいている。感謝、感謝である。

　2006年12月の新築移転を契機に、２系統電力供給、電力途絶に備えてガスは中圧管、GHP（ガスヒートポンプ）、コージェネレーションとし、非常発電機で対応可能とした。

— 133 —

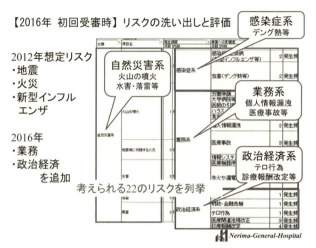

図11.11 リスク洗い出しと評価

表11.1 リスク評価表

リスク名	発生頻度 低い1⇄4高い	事業への影響度 低い1⇄4高い	予見可能性 不可能1⇄4可能	影響緩和困難度 可能1⇄4不可能
地震※	1	4	1	3
失火や漏電等による火災	2	3	1	3
感染症 (新型インフルエンザ・COVID-19※等)	2	3	2	3
個人情報漏洩	2	3	1	3
情報システム停止	3	3	1	3
戦争	1	4	1	4

※規模の想定は「首都直下型地震等における東京の被害想定」に準じる(東京湾北部地震/震度6強)
　COVID-19は2020年見直し時に追記

第 11 章　MQI 活動およびプロジェクト事例報告

　移転後、練馬区および区医師会と共同で震災時訓練を、また、練馬区と新型インフルエンザ対応訓練、消防署と大規模交通事故発生時の対応訓練や一日消防署長訓練も実施した。

　東日本大震災（2011年 3 月11日）発生時に、丁度、区医師会館で、消防署と共同の防災講演会中であり、当院職員が発表中であった。筆者は、初めて、パソコンを抱えて、机の下に潜り込んだ。講演会はすぐ中止と思ったが、消防署担当者がしばらくして中止というので驚いた。すぐ、病院に電話すると、手術中であったが、無事終了したとの回答を得て一安心した。職員が車で来ていたので、すぐ帰院した。東京では震度 5 強であり、新築後であったので本当に良かったと思った。この経験に基づいて、2012年11月、防災計画をBCPとして策定した。

② 　日本政策投資銀行BCM格付受審

　日本政策投資銀行（DBJ）の事業継続対策への取り組みを評価する「DBJ BCM格付」を受審した（2016年 2 月）。準備段階で、当院のBCPの現状と問題を把握でき、BCP見直しの契機になった。

　審査結果が「A評価でよかった」ではなく、改定を継続した（**表11.2**）。

　旧BCP対象リスクの地震、火災、新型インフルエンザ 3 項目に、水害、落雷等の自然災害や伝染病、ハラスメント、労働争議等の労務、テロ、財政危機等の政治経済、医療事故、個人情報漏洩、医療機器の停止、医療法規改正等を追加した。

　審査結果「練馬総合病院に対し・・最高ランクのBCM格付を取得・・防災および事業継続への取り組みが特に優れていると評価した」と、病院では初のA評価格付けと、ビジョナリーホスピタルに認定された。

③ 　MQI活動でBCPを改定

　BCP、入院患者対応の具体的な手順がなかったので、2017年度、看護部主体のMQI活動で、「入院患者への災害時初動対応の体制を構築する」に取り組み、現状把握・問題抽出、対策立案し、実施した（**図11.12**）。

　状況の変化に対応した改定が必要である。

— 135 —

表11.2　初回受審後のBCPに関する取組み　一部抜粋

年月	内容
2016年3月	日本政策投資銀行「DBJ BCM格付」で最高評価(A評価)取得
2016年10月	東電関連施設の火災の影響で、約15分間の停電が発生 停電時対応の職員アンケート調査
2017年10月	練馬区新型インフルエンザ等対策病院合同訓練
2017年12月	看護部MQI活動(第22回発表大会) 「入院患者への災害時初動対応の体制を構築する」
2018年3月	災害時食事提供説明会
2019年10月	練馬区新型インフルエンザ等対策病院合同訓練
2020年12月	BCP関連規程及び大規模災害時の対応マニュアル 全面見直し
2020年12月	COVID-19 BCP策定
2021年4月	COVID-19 BCP改定
2021年9月	COVID-19 BCP改定
2021年9月	日本政策投資銀行「DBJ BCM格付」で最高評価(A評価)再取得

　2020年12月、業務フロー図を見直し、大規模災害対応マニュアルを改定した。

④　COVID-19に対応したBCP策定
　COVID-19蔓延（2020年-2023年）は想定外の非常事態で、新型インフルエンザBCPでは不十分で、臨機応変に対応した。
　COVID-19を高リスクと判断し、2020年12月、職員の約半数が出勤停止の場合を、各部署長が検討し、集約してCOVID-19対応BCPを策定した。
　「DBJ BCM格付」再受審予定の2021年2月に職員のクラスターが発生し、受審を延期した。クラスター対応の経験から、感染力の高い変異株に対応し、必要物品を追記し、BCPを4月に再改定した。2021年5月「DBJ BCM格付」審査を再受審した。
　今回もA評価であった。初回受審後も見直しを継続し、経営層と現場一体

— 136 —

第11章　MQI活動およびプロジェクト事例報告

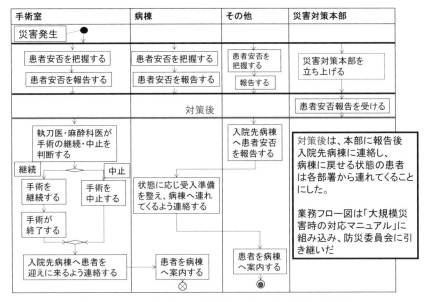

図11.12　入院患者への災害時初動対応の体制の構築

の事業継続力の向上の努力が高く評価された。今なお、A評価を受けた病院は当院のみである。

　2021年8月の院内クラスタ（入院患者・職員）発生を受けて、9月、再々度改定した。入院時検査後、疑わしい症状が続く場合の対応、検査推奨、入院停止で業務が縮小した部署の他部署応援を追記した。権限重複や役割分担の不明確など、体制を修正した。
　その後も、COVID-19の特性の変化に対応して、BCPを改定している。

⑤　IT-BCP策定
　ITウィルス、特に、ランサムウェアの被害が中小組織でも多発している。ITセキュリティ対策を強化し、他のBCPと同様に、情報・質管理部が各部署の実態を把握し、原案を策定し、各部署の意見を聴取し、2022年、IT-

BCPを策定した。日勤帯と時間外・休日夫々の、業務フロー概要図と詳細図を記述し、異常時に誰が何をすべきかを見える化した。

平日・時間内と時間外・休日の、情報システム異常発生時の対応業務フ

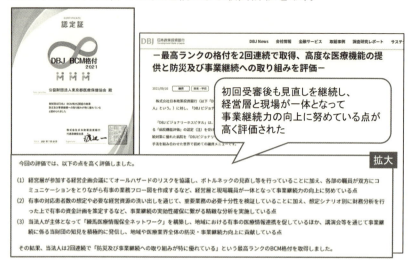

図11.13　日本政策投資銀行ホームページ掲載記事

表11.3　病院情報システムのIT-BCP（ビジネス継続計画）策定における主要な項目と目的・概要

	目的	概要
1. リスク評価と影響分析	病院情報システムにおける様々なリスクを特定し、それらが業務に与える影響を評価する。	自然災害、サイバー攻撃、システム障害など、様々なリスク要因を特定し、それらが病院運営に及ぼす潜在的な影響を分析する。
2. 緊急対応計画	システム障害や災害発生時に迅速かつ効果的に対応するための計画を策定する。	緊急事態発生時の通信手段、対応チームの役割分担、初期対応の手順などを定める。
3. バックアップとデータ復旧	データ損失を防ぎ、事故発生後に迅速にシステムを復旧させる。	重要なデータの定期的なバックアップ計画と、災害後のデータ復旧プロセスを策定する。
4. 事業継続計画（BCP）	災害やシステム障害による業務の中断を最小限に抑え、事業継続を確保する。	代替業務遂行方法、重要業務の優先順位付け、代替施設の利用計画などを含む。
5. 訓練とテスト	BCPの効果を確認し、必要に応じて改善する。	定期的なBCP訓練とテストを実施し、計画の有効性を検証し、改善点を特定する。
6. コミュニケーション計画	職員、患者、関係者に対して効果的に情報伝達する	緊急時の情報伝達方法、連絡先のリスト、情報共有のプロセスを確立する。
7. 定期的なレビューと更新	BCPを最新の状況に合わせて継続的に更新し、改善する。	定期的なレビューを行い、変化するリスク環境や技術的進歩に応じて計画を更新する。

第11章　MQI活動およびプロジェクト事例報告

ロー図を作成（**図11.14**、**図11.15**）し明示した。現場職員（情報システム担当者以外）が、情報システムの異常を検知した場合に、対応すべき概要を把握できるようにした。

業務の変更、情報システムの更新等があれば、必要に応じて異常発生時の対応業務フロー図を改定する。その場合でも、現状の業務フロー図を参考にすると問題点が明らかになる。

3．今後の対応

業務は、環境の変化および自組織の変化に、柔軟に対応できるように、業務改善・業務改革し、継続的に見直す必要がある。

BCPの対象は、前述の如く、大規模災害（地震、台風・暴風雨による風水害）、感染症、情報システム障害（人為的障害・機器故障）、個人情報・機密情報漏えい、医療事故、政治経済関連等がある。これらによる建物・設備・機器・物資供給・人員確保・資金確保の問題が発生する。また、単一ではなく、複数の要因が組み合わさり、複数の問題が発生する。予期しない展開が常である。

臨機応変に対応することも、BCPに組み込まなければならない。感染症、自然災害や政治状況による、供給の途絶が繰り返し発生した。

供給経路確保は、サプライチェーンマネジメント（Supply Chain Management：SCM）として、BCPの根幹であったはずである。半導体不足は世界的問題となった。医療においても、品質不正による海外からの供給停止等が頻発した。

どこまでを想定し、どこまで対応すべきかは難しい問題である。供給経路の複線化、保管空間の分離・隔離、在庫確保の資金、保管空間等に限りがある。

東日本大震災における津波対応の防波堤の高さもその一例である。

正解はなく、組織の体力と考え方による。状況の変化に対応した、BCP・BCMの改定は必須である。

医療情報システムの安全管理に関するガイドライン第6.0版に対応して、

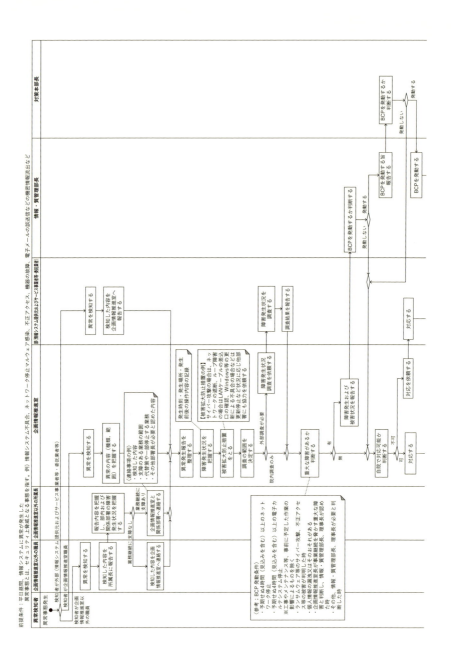

— 140 —

第11章　MQI活動およびプロジェクト事例報告

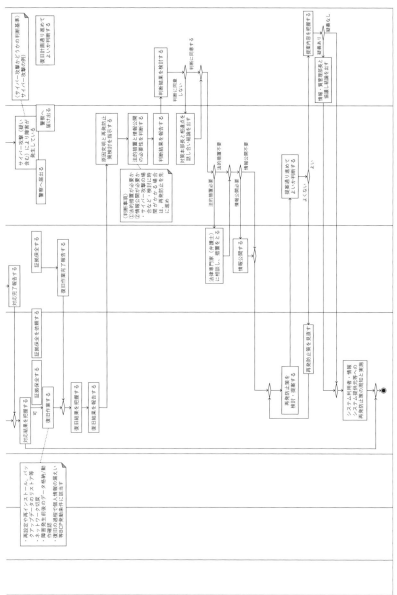

図11.14　【平日・時間内】情報システム異常発生時の対応業務フロー図

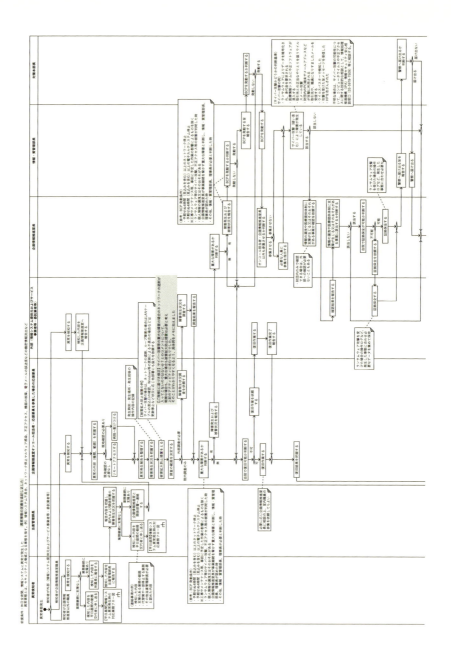
— 142 —

第11章　MQI活動およびプロジェクト事例報告

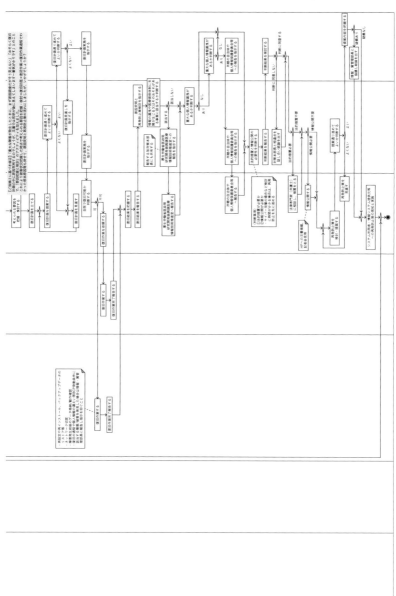

図11.15　[時間外・休日] 情報システム異常発生時の対応業務フロー図

IT-BCPを改定中である。2023年度中、2024年度中の2段階で策定すること
を求められている。初年度は、計画中と回答すればよいが、2年度は実施し
なければならないのでかなり大変な作業である。一度には無理なので、段階
的に作業を進め、その都度、再検討、議論している。

2024年11月、セキュリティ対応に関する外部評価を受けた。

ITウィルス、生成AIに代表されるように、この数年間のIT関連の動向は
すさまじく変わり続けている。継続的改善とはいうものの、変化に追従（適
切に対応）することが難しい。書籍を読み、講演会、セミナーに頻回に参加
したが、最終的には、自分、自院の方針に基づき、どこまで許容するかが最
重要であることを再確認した。安全とは、許容し得ないリスクがないことで
ある。すなわち、許容する主体は、社会でも患者でもなく、自分、自院であ
る。

ITウィルス侵入ゼロは無理だが、異常早期発見、被害拡大防止が重要で
ある。

第12章 MQI 活動発表大会は総決算

Ⅰ MQI 活動発表大会

　12月の発表大会は、成果を内外に報告する、最大の行事である。チーム構成員および担当推進委員の努力にもかかわらず、進捗管理が円滑でなく、直前までバタバタするチームが多い。MQI^{2}ができないからである。

1．発表大会の概要
① 日時：12月第1土曜日午後を原則とする。
② 会場：当初は区役所本庁舎多目的会議室、臨時にホテルカデンツァ、新築移転後は地下講堂*1（200名収容可）で開催（H18～）。
③ 開催形式：会場開催のみであったが、COVID-19蔓延を契機に、発表者等は会場参加とし、Zoomによる Hybrid 開催とした。発表者以外の職員も、院内に分散して別室で参加した。
　　Zoomによる Hybrid 開催の経験（用語読解5　Web会議　参照）を基に、MQI 発表大会での実施も可能となった。MQI 発表大会特有の留意事項等はあったが、AJHAの研修会に比較すれば楽であった。
④ 参加者：職員、地域住民、医療関係者、品質管理関係者等が参加する。
⑤ 配付資料：プログラム、チーム活動定義書、報告資料（PPT）、評価表を配布し、報文集を年度末に作成した。その後、発表大会までに報文集を作成して当日配布した。
⑥ 審査員：院長、看護部長、事務長、推進委員、地域町会長、TQM実施病院職員、品質管理関係者、特別講演講師等である。
⑦ 評価項目：当初は、ⅰ活動テーマ選定、ⅱ現状把握、ⅲ原因追究、ⅳ対策立案、ⅴ実施、ⅵ効果確認、ⅶ歯止め・標準化、ⅷ問題点整理と今後の対応、ⅸ発表である。

— 145 —

iii、ixは15点満点、他の項目は10点（計100点満点）とした。

後に、ⅰ目的・テーマ選定理由（10）、ⅱ現状把握（15）、ⅲ目標設定（5）、ⅳ原因追究（10）、ⅴ対策立案（5）、ⅵ実施（15）、ⅶ効果確認（15）、ⅷ歯止め・標準化（10）、ⅸ今後の対応（5）、ⅹ発表（10）に変更した（計100点満点）。

ⅹ発表を重視し、発表者自身に質疑応答させ、チーム構成員が支援する。参加者に活動内容を適切に伝えなければならない。

⑧　評価：審査員が独立して各チームを評点し、約30分の特別講演の間に、集計し、順位をつける。最優秀賞、優秀賞、努力賞を表彰し（表彰状と賞金授与）、講評する。

⑨　その後の活動：発表大会報告で終了ではなく、歯止め・標準化の続きがある。成果が不十分あるいは新たな問題が発生した場合には、継続あるいは修正して活動する。

＊1　新築時の設計では、200床規模の病院であるが、研究会、講習会等を自院でするには、200名以上入る会議室（講堂）が必要と強く要望した。普段は、パーティションで区切って、複数の小会議室としている。

Ⅱ　節目（第1回、第10回）の発表大会における院長挨拶

1．第1回発表大会　主題：時間

第1回　練馬総合病院　医療の質向上活動発表大会
　　　　～開催にあたって～　飯田修平

「自分で考え　実践する」が本年の教育研修の主題でした。その成果の一部を「医療の質向上活動発表大会」として本日お示しできるのは、推進委員をはじめとする、全職員の努力の賜です。大変嬉しく、また、陰に陽にご苦労された皆様に、敬意を表しかつ感謝申し上げます。

お忙しい中、本日の発表大会にご参加くださいました方にも厚く御礼申し上げます。

— 146 —

ご批評やご教示をいただければ幸いです。

3月8日、9日の2日間の伊香保有志懇談会が活動のきっかけとなりました。特に議題を決めない話し合いの中から、自然発生的に「医療の質向上活動」をしようということになったものです。活動の概略や発表会の時期もその時に決まりました。懇談会参加者の熱意で、推進委員会が発足しました。当院独自の活動をしていただきたいとお願いしましたので、はじめの頃は、推進委員自体が、手探りの状態でした。しかし、文献を研究し、TQM発表大会に参加するなどの努力の甲斐があって、立派な運営ができました。

医師も含めて各部署および委員会でもチームを作り、病院全体として参加していただきました。活動の中心となる人は必要ですが、全職員が間接的にでも参加しているという気持ちを持っていただけたかと思います。なかなかよくやっているな、大変そうだな。などという、他人事と思っている方はいないことを期待します。

この活動は、単なるサークル活動ではありません。業務に直接関係する重要な活動です。発表大会が目的ではなく、日常の業務に継続的に生かされなければ意味がありません。今後の活動も、「自分で考え、実践」してください。職員の皆様が働きやすくなり。自分の努力の成果が目に見えるようになります。結果として、患者さんに喜んでいただける医療が提供できるようになります。それが練馬総合病院の経営理念の実践でもあります。

2．第10回発表大会　主題：創る－新病院建築に向けて－

　　～今後のMQI活動に期待する～　飯田修平

MQI活動も10年が経過し、一つの区切りがつきました。結論は、ご苦労様、良くここまで来たというのが実感です。

練馬総合病院にしかなし得ない事業であることは間違いがありません。問題は種々ありますが、それらは、皆様の考え方・努力一つで解決できることばかりです。内外の方々の、評価、意見等を参考にして、再出発してください。これからが楽しみの時期です。なぜかと言えば、区切りを付けた後の、発展がどのようになるか、大いに期待できるからです。

あえて、以下に、昨年度の発表大会で気づいた点を述べます。何回も言い

続けたことばかりです。しかし、これらができなければ、MQIだけではなく、日常業務にも支障が出るはずです。MQIを意識しないでも、継続的質向上の努力ができなければならない、ということがこの理由です。

① 特性要因図

i 結論ありきの感がある。

例示として：放射線科「検査予約から会計までの工程が一本化されていない」

患者の状況あるいは検査方法により、個別対応が必要ではないか。一本化する必要はあるか。

層別化することも必要。

ii 漠然としたもので、対策が立てにくい。具体的でなければ改善できない。

iii 特性要因が、大きなカテゴリーに分かれているが、切り口が異なる。

② データ

i データをとっていないチームが多い。効果を計ることが必要である。計れなければ評価できない。計れなければ効果は分からない。計れなければ改善はできない。

ii 計れないものはない。計りにくいものは、代わりになるもの（代用特性）を用いる。

数えられないもの、計れないものでも、代用特性により数量化できる。数値である必要はない。大中小、松竹梅、１２３４５、優良可、ＡＢＣＤＥ、◎○△×でもよい。

iii 発表大会直前にデータをまとめて、内容が良くなったチームもある。データの重要性を認識していただきたい。最後のがんばりで大きな違いが出た。しかし、もともとのデータがなければ、まとめようがない。

③ 統計・検定

i 結果が自明であり、効果判定は必要ないという人がいるが、他人を納得

第 12 章　MQI 活動発表大会は総決算

させるためには、客観的な根拠が必要である。

ii　差があった。増加した。減少した。効果があった。等は、有意差検定が
必要である。有意差がない場合には、○○の傾向があった、というべきで
ある。

iii　平均値、割合、何を比較するのかにより、 t 検定、χ 二乗検定を選択す
る。

iv　何を比較するのかにより、グラフも異なる。帯グラフ、線グラフ、円グ
ラフ等

v　意味のない立体グラフは使わない。意味のない色や線やアニメーション
は使わない。

vi　自分が分からない場合には、推進委員等の助けを借りることが大切であ
る。理論は分からなくても良い。

どの場合に、何を用いるのかを教えてもらい、検定はやってもらえばよ
い。道具は使えればよい。

④　発表

i　発表者が応答することはよいが、回答できない事項・とんちんかんな回
答では、チームメンバーあるいは指導者が支援することが必要である。

ii　質問の意味が分からなければ、分かるまで聞くことが必要である。

iii　ハキハキと応答すること。

iv　事実に基づいて回答すること。想像では回答しない。個人の考えを述べ
ることはよいが、事実、データ、他からの引用、考えの区別を明確にする
こと。

v　PPT をゆっくり見せること。細かい図表等を数秒で流す位なら、出さ
ない方がよい。

vi　初めて聴く人が、理解できるように PPT を作成し、発表すること。

— 149 —

Ⅲ　第 20 回発表大会（主題：視点を変える）に関する文章

1. 特別講演「質重視の病院経営（Total Quality Management）実践－医療の質向上活動の展開－」[22]

　　　理事長・院長　飯田修平

　特別講演の機会を得たのは、第 8 回（演題名『練馬総合病院における MQI』）以来 2 度目です。演題名『質重視の病院経営の実践』は、「MQI は業務である、TQM の重要な要素である、医療は経営である、したがって、TQM/MQI は質重視の経営である」ことを再確認していただくためです。

　構成の趣旨は、5 W 1 H、五ゲン主義と全体最適です。5 W 1 H は順番が重要で、Why が最初です。目的思考・志向です。原理・原則に基づいて、現場で現実に現物で業務を遂行します。全体最適には、同じ目的の達成にむけて一丸となり、着眼大局・着手小局が重要です。また、歴史的背景、時間軸を認識しなければなりません。統一主題「視点を変える」の意味がこれです。

　「視点を変えて」活動し、MQI を MQI（MQI^2）することを求めました。しかし、「視点を変えた」、「MQI^2 した」といえない活動もありました。このことに気づいていただく意図もありました。

　経営の最重要事項は、理念の明示と徹底です。理念を設定し、定款、行動指針、就業規則に明記し、方針、戦略として提示しました。定款の目的と事業に、「安全で質の高い医療を提供するための科学的管理手法の研究開発・実践」、「医療安全・質の向上のための調査・研究・実践」すると明示したことの意味をご理解ください。

　総合的質経営には段階があります。情報システムを構築し、情報を活用し、質を向上させ、信頼性を向上させ、安全を確保し、経営の質を向上させるという段階を踏まなければなりません。その基本となる活動が、MQI です。

　医療の質向上（MQI）活動を実践するための組織を構築し、組織図に示しました。さらに、継続的に、組織を再編（再構築）しています。

— 150 —

第 12 章　MQI 活動発表大会は総決算

　MQI発足から、現在までの経緯を概説しました。紆余曲折を経て、推進体制、方策を改善しました。MQI活動は、推進委員、活動チームメンバーだけが実施しているのではありません。活動主体部署やメンバーは、一部を除いて、年度毎に交代で、実施することが重要です。メンバー以外も、間接的に協力していることに意義があります。

　TQMのもう一つの要素であるプロジェクト活動を、MQI発表大会で報告していただいています。

　新たな考え方と方法で、次の段階に進もうではありませんか。

2．第20回MQI発表大会開催にあたって

　　院長挨拶　飯田修平

　平成27年の第20回医療の質向上（MQI）活動は「視点を変える」を主題に展開しました。「視点を変える」は、見方、立場、考え方、価値観を変えることです。視点を変えただけでは意味がありません。

　視点を変えたら、今までとは異なった景色・様子・状況が見えるはずです。

　それをどう受け取り、感じ、思い、考え、業務に活かしたかが重要です。

　年頭に、"おもう"の字義を5つ、以下のように提示したことに繋がります。

　①思う（合理的に考える）、②懐う（過去・経緯・実績を把握する）、③惟う（現状を把握する）、④想う（将来を展望する）、⑤念う（目標を設定する）

　第20回MQI活動発表大会を迎えることができたことは真に喜ばしい限りです。MQI活動の始まりは、伊香保温泉における役職者有志懇談会です。

　「なぜ、MQIをはじめたのですか」、「厳しい医療情勢の中で、よくやりますね」、という声がありました。私は、前者には、「病院運営、経営を真剣に考えたら、自然にそうなります」、後者には、「今があるのは、MQI活動を継続したおかげです。厳しいからこそ、やらなければなりません」と答えています。

　MQI活動は紆余曲折がありました。これからもそうでしょう。なぜなら、

— 151 —

MQI活動は、単なるQCサークル活動の集積ではないからです。固定チームでも職場単位でもなく、1名以上の医師を含めた職種横断的チーム編成を課しているからです。さらに、年間統一主題に沿って、解決困難な問題に取り組むことを求めているからです。QCサークル活動に意味が無いとは言いません。業務としてするからには、困難な問題に取組んで、達成していただきたいのです。

　病院を挙げて活動することに意味があります。そのために、MQI推進委員と役職者の合同研修、それに続く役職者研修。一般職員研修等の教育委員会活動と統一主題を設定して連動しています。

　第20回MQI発表大会では、いくつかある継続的改善活動の中から、2事例の報告を加えました。MQI活動だけではなく、プロジェクト活動も、TQM（Total Quality Management：総合的質経営）の一環です。

　第20回発表大会を迎えられたのは、職員、役員、地域住民、関係する多くの方々のご指導、ご協力の賜です。関係各位に感謝申し上げます。

　ご来場の皆様には、質疑に参加され、活動の背景にある、医療の諸問題をご一緒にお考えいただければ幸いです。

　今後も、ご支援・ご協力をよろしくお願いいたします。

3．第20回チームリーダの所感

　チームリーダの所感を提示する（**表12.1**）。ただし、筆者の考え[2]で文末を修正した。

＊2　当院職員に限らないが、○○したい、○○したいと思う、○○したいと考えます等の発言があふれている。
　　　本当にするのか、しないのか、思う・考えるだけで実施する意思があるか、ないかを明確にした。すなわち、希望、願望か、意思表明かを明確にしなければならない。

4．第20回審査員評価

　発表8チームに対する、審査員の個別の評価を抜粋して纏めて（**表12.2**）提示する。

第 12 章　MQI 活動発表大会は総決算

　自己評価（表12.1　チームリーダの所感）と他者評価（表12.2　審査員評価）を比較していただきたい。

表12.1　チームリーダの所感

活動主体部署	テーマ	チームリーダの所感
放射線科	緊急心カテ	今回の活動で急性心筋梗塞の患者に対して検査・治療が迅速に対応出来るようになり、とても良い活動だった。
糖尿病センター	地中海食	地中海式健康和食の考え方を浸透させ、職員が患者に説明できるようになり、地中海食を和食にとりいれることで、健康になれると多くの方々に知っていただけるようにこれからも啓発活動に努力する。
内視鏡センター	検査体制の再構築	今年はMQI活動の中で患者満足度調査を行ったが、高い評価を得られていたことはとても励みとなった。今後もその評価を裏切らないように、さらに高い評価を得られる内視鏡センターを目指し、活動を継続する。
NST委員会	胃瘻造設・管理	胃瘻は経口摂取困難な患者に有用な栄養管理法ですが、老年学会の提言やマスコミ報道により減少傾向となりました。しかし、栄養療法としての価値は高く、今後見直される可能性は高いと思います。今回、多くの職員の意見や協力により使用しやすいパスに変更できました。今後も胃瘻に関連したテーマで活動を継続します。
看護部	術前準備の流れ	術前準備の不明確であったことを看護業務マニュアルとして形に出来ました。手術の必要性とリスクを明確にした「手術・麻酔承諾書」の改訂と運用に取り掛かれたことはご指導いただいた皆様のおかげです。確実な運用を目指し、患者が安心して手術に臨めるように活動を継続します。
臨床検査科	インフルエンザ患者の動線	今回の活動がインフルエンザ患者の診察までの待ち時間短縮や他の患者への感染の可能性を下げる事だけでなく、内科医師や外来職員の負担軽減に繋げることができてよかった。　今度は流行期以外のインフルエンザ患者の動線についても検討します。
薬剤科	SSI	今年の薬剤科MQI活動は、各科医師や、手術室・病棟看護師との話し合いの中で「視点を変える」ことの連続であった。それぞれの視点から問題点抽出、原因追求、対策立案を行ったことで、実りのある結果を生んだと考えられる。残念ながら実施までに至らなかった対策もあり、今後も継続した活動と、新たな問題に取り組む努力が必要である。
健康医学センター	ドック受診者数	ドックの予約の曜日を増やしたことでとれやすくなりましたが、今後も予約のとれるまでの日数が延びていないか見直して、活動の改善を続けます。　今回の活動でご協力いただいた皆さまに感謝申し上げます。

— 153 —

表12.2　第20回審査員より各チームへ（一部抜粋）
～良い点、改善点・ご意見など～

テーマ	良かった点	今後の課題と思われる点・ご意見・ご感想
① 放射線科 （緊急心カテ）	・緊急心カテの職員への教育のポイントが明確になったことに大きな意義がある ・進捗が遅れて危ぶまれたが、最後まであきらめずに何とか結果を出そうとした	・看護師のトレーニングが進んでいない ・今後の課題とした外来看護師の教育を必ず具体的に計画的に進めてほしい ・現状把握の層別化ができていない ・原因究求と対策立案の整合性が乏しい
② 糖尿病センター （地中海食）	・「視点を変える」という点で、興味深いテーマ選択であり、今後の活動に期待が寄せられる発表であった ・食事改善は予防医学上の重要な事項であり着眼点がよい ・積極的な普及活動が院内外で行われていたこと	・目標が「知る」ことに限定されていて考え方が狭い ・対象の嗜好などへの配慮がない ・歯止めが「指導」ばかりで工夫が足りない ・特性要因図の活用ができていない ・職員にも普及させるならば、取り組みが中途半端
③ 内視鏡センター （検査体制の再構築）	・効率を上げても患者の満足度を低下させないようにするという考え方はよい ・活動テーマと結果が分かりやすく、日常業務改善に貢献したことが伝わる発表であった	・データを集める時には目的を考える。データがでたらその意味を考えて対策立案へ結びつけるように考える ・現状-問題-原因-対策-効果　がつながっていないそのながれが分かりにくい ・今までの業務見直しでもできたのではないか ・何がよかったのか不明瞭
④ NST委員会 （胃瘻造設・管理）	・胃瘻造設に対しての世の中の流れに対応できるように院内業務を整備した ・使われていなかった栄養パスが見直せたこと ・胃瘻造設に係る世間の位置づけが変化している中、その価値を検証するという視点は興味深い発表であった	・チームとしての活動が十分とはいえなかった ・医師のパス利用率を高めるための工夫が必要 ・症例が少ないため、実際の効果がわかりにくい ・目標に至るプロセスが不明 ・原因究求が甘い。何故こういう状態になったのか？不明
⑤ 看護部 （術前準備の流れ）	・活動は遅れたが、指摘事項に関しては粘り強く検討しチームとして努力しているのが見えていた ・煩雑になりがちな術前書類統一の発想は良い ・形式的な運用になりがちな「承諾書」の運用をはじめ、術前の課題に誠実に取り組み、患者の不安軽減に取り組む姿勢にエールを送りたい	・現状把握、原因追求のデータが混在していた。データを集めるときの目的をよく考える ・組織横断チームの原則を考慮した場合、医師と看護師以外の参加がなかったのが気になった ・書類の改善のみに対策が限定されていて、医師との協力体制の構築の観点がない
⑥ 臨床検査科 （インフルエンザ患者の動線）	・インフルエンザ流行期前に患者の動線を整備した ・MQI活動として簡潔・明瞭にまとまり、効果も分かりやすく、改善結果が日常業務に反映され、波及効果も期待できる発表であった ・院内感染と病院滞在の両方の改善につながるわかりやすく確実な取り組み	・流行期に混乱することも考えられるので、運用を広く院内に周知し、定期的に運用状況を見直して下さい ・患者動線変更の実施には、医事課をはじめ他部門の理解・協力の徹底が必要ではないか ・他職種（特にNurse）との連携が不明確 ・他の感染症患者への応用は？
⑦ 薬剤科 （SSI）	・14年以上更新してない周術期感染予防の仕組みに着手した点。異なる少なくとも5つの業務手順改善に着手し、いずれも方向をつけた ・手術上、重要な感染予防について、現状の確実な分析に基づき改善後の数値も明確で、対策が適確であったことが証明されている	・一部対策実施にいたらなかった業務に関しては継続して下さい ・継続するなら薬剤師も手術室での状況も定期的に把握してもいいのではないか ・原因の原因が追求できていない 　{感染管理、手術室管理}などの委員会活動不足
⑧ 健康医学センター （ドック受診者数）	・人間ドックをリニューアルしようと取り組んだこと ・目標設定が切実であり、結果を出さなければならない活動を当事者意識を持って実施したことが伝わる発表であった ・現状を打破しようとする意識、意欲が感じられる	・健診ニーズは多様化し、競合関係にさらされている。レディースドックに限らず、受診者の声を幅広く聞く必要があるのではないか ・マーケティングが弱い、現状と対策の整合性が不足 ・受診者の満足度の向上とリピーターの増加についても検討すると良い

— 154 —

第 12 章　MQI 活動発表大会は総決算

5. 第20回MQI発表大会を終えて

院長挨拶　飯田修平

「継続は力なり」といいます。20年間MQI活動を継続したことは大変喜ばしいことです。社会情勢、医療情勢の変化、制度の変化、職員の異動等々を乗り越えてきました。推進委員をはじめとする職員の協力に感謝いたします。しかし、成果が出ているにしても、継続するだけでは、意義があまりありません。"継続的改善・継続的質向上の努力"が重要です。

昨年も、本年も、審査委員及び、招待者の温かく又厳しいご指摘を踏まえ、その原因、対策を検討しています。「MQIをMQIする（MQI^2）」を言い続けて10年以上経過しています。推進委員も、チームメンバーも基本から再検討してください。

わたくし自身も、TQMとはなにか、MQI^{2}がなぜできないのかを考えています。これこそ、病院が一丸となって取り組まなければ実現できません。12月の経営人材育成研修でTQM/MQIを2日間講義・演習しました。受講生との質疑から、多くを考えさせられました。来年度の飛躍を期待します。

6. 第20回MQI発表大会に関する総論的感想[22]

槇コンサルタントオフィス　代表取締役　槇孝悦 様

審査員の立場で参加しておりながら恐縮ですが、なぜ、20回目の発表大会で、「視点を変える」という統一テーマになったのか、その背景を理解しないまま、当日の審査に臨んでしまいました。

その結果、各チームの発表結果の目的・テーマ選定理由については、ほとんど差がない点数をつけてしまいましたが、第三者をも悩ませる練馬総合病院のMQI活動の真摯な取り組みは、守破離に通じるプロセスとも思え、新鮮な感動を覚えました。

私自身の消化不良の原因は、コンサルタントとしての経験から、MQI活動の要素の中に「視点の変化」は必然的に入っているものだと思い込んでいたからです。

飯田理事長は「紆余曲折があった。」と、柳川委員長は「20年の道のりは平坦ではありませんでした。」と述べられていましたが、20回目の発表大会

— 155 —

で、あえて「視点を変える」という基本的な要素を抽出して統一テーマとされたことについて、MQI活動は、各現場で試行錯誤しながら、理論と現実のギャップを埋めていく地道な作業により、単年度の成果ではなく長期的な効果をめざすものであり、これからの10年、20年先に想いを寄せたものであったことに、今さらながら気づかされました。

金内さんは、薬剤業務は薬剤師だけで改善できず、関係者全員で取り組んできたが、さらに医局をはじめ他部署との協力関係が必要と述べられましたが、医療の質を向上させるために、言葉では当たり前のことを実際の取り組みにすることがいかに困難か再認識させられました。また、小谷野さんは事務系業務のMQI活動を振り返り、ターニングポイントがあったこと、そして日常業務としてMQI活動が受け継がれ、人が変わっても仕組みが残ることの重要性を指摘されていました。これも言葉にすると当たり前のことですが、大きくうなずかざるを得ない説得力がありました。

こうした当たり前の言葉が胸を打つのは、練馬総合病院にMQI活動が根づいており、且つ現状に甘んじることなく、さらに上をめざすという組織風土が確立されている証だと思います。

各発表に目を向けた場合、活動内容を十分まとめられたのか気になる点も見られましたが、これは統一テーマの難しさに起因するものであり、上位入賞チームは、目標設定の適格性、実施・実施経過等で差がついたように思います。結果、会場から指摘があったように「字句の使い方にまで神経をめぐらすべき」という厳しい評価の目が待ち受ける当日まで、試行錯誤しながら活動を行われた全てのチームに心からエールを送りたいと思います。

医療を取り巻く環境がさまざまな制度改正の中で揺れ動き、移転新築で病院建物は変わり、職員の意識も患者の意識も変化していく中、「医療の質向上」という取り組みに果敢に挑戦されてきた練馬総合病院MQI活動20年の歴史は、日本の医療界にとっても貴重であり、継続されることを願ってやみません。

視点を変えて取り組んだ活動が今後の業務に活かされて迎える21回目の発表大会を、今から楽しみにしております。

● 用 語 読 解 ●

　重要用語に関する筆者の読解*¹を提示する。雑誌連載では紙幅の関係もあり、必ずしも説明が十分ではなかった。また、一般的解釈とは異なる筆者の考えや解釈は簡潔に止めたので、本項では、やや詳しく提示する。少数意見であろうが、特別な考えではなく、間違っていない、むしろ、正しいと考える。

　様々の考え方や解釈はあり得る。それぞれ、なぜそう考えるか・解釈するかを相互に理解する努力が必要である。違うと言って、排除せず、理由・根拠を理解すれば議論できる。

　用語読解を新たに記述する理由である。

　独特と思われていた筆者の考え方が、時間が経過するにしたがって、一般的になる例が、「医療の基本に関する設問」（表1.1）に対する回答の推移である。筆者と同じ考えの回答が増えている。

＊1　文章に書かれた情報を理解するだけでなく、解釈し、熟考すること。

用語読解 1　学説・定説・通説

　学説とは、学問のある分野について、ある学者や学派によって主張されている考え方をいうので、専門家によって異なる。

　定説とは、一般的に正しいと認められている説や、確定した説、正しいときまって動かない説をいうのであり、ほぼ、一様である。常識と考えてよい。

　通説とは、学者の間で常識として通用している説をいう。多くの学者が概ね賛成している説を多数説という。

　筆者は、学説、定説、通説、常識と言われる中に、違和感（不適切・間違いと思う）を覚えるものが多く、これらへの反論を学会、論文等で発表してきた。

　用語読解2.3.7.9.等が該当する。

　意見の相違はあってしかるべきであるが、明らかに不適切・間違いと思う事項を指摘しても、議論しないことは問題である。筆者以外は不適切・間違いと思わない、あるいは、議論を避けるのであろう。まさに、不可解である。

　間違い、不適切であることを誰も指摘しないと、それが正しいことになることを危惧する。現に、多くの分野でそういう状況がある。

　学説、定説、通説に対して、異論を唱えることは簡単ではない。しかし、自分で考えず、所与のこととして受け入れる事は問題である。

　本書の主題であるQM/TQMに関しても同様である。

　明らかに不適切・間違いと思う事項を以下に例示する。

① 　全員参加の自主的活動
② 　品質管理は製造業の工程管理に始まったので、非製造業、組織管理には適さない

　ⅰ　モノの管理だけである

　ⅱ　医療には適さない

— 158 —

③ PDCAに関する事項

   i   PDCAも同様に、非製造業、組織管理には適さない

   ii   PDCAは、計画を立てたら、最後までやらなければならず、硬直化する。

   iii   Cから始めるべきである

   iv   PCDAであるべき

   v   どこから始めても良い

   vi   PDCAは遅いので、今の時代には合わない。OODAがよい。

④ 成書、論文、ガイドライン等の解説や図表に間違いがある。

　これらに関して、学会、論文、出版等で指摘している。それでも、(参加している) 専門家は、賛成も反論もしない。

用語読解 2 患者第一

　患者第一が、一般的な考え方である。また、世のため、人のためという。

　当院の経営理念は、「職員が働きたい、働いて良かった、患者さんがかかりたい、かかって良かった、地域が在って欲しい、在るので安心と言える医療を提供する」である（第7章Ⅱ　練馬総合病院の経営の考え方　1．経営理念）。この順番に意味がある。

　人間は須く、自分が一番大事であり、家族が大事である。筆者が、経営理念において、職員・患者・地域の順番であるというのは、二重基準・規範（double standard）ではない。

　自分自身が満足できなければ、職員を満足させることはできず、職員が、イヤイヤ（不貞腐れて）働けば、良い医療は提供できず、患者満足は得られない、結果として地域への貢献もできないからである。

　職員に、「公式には、職員・患者・地域の順番と言っているが、本当は、その前に自分があり、SECSの順番である」と半ば本気、半ば冗談で

練馬総合病院の経営理念

2001.1　改訂

「職員が働きたい、働いて良かった、

患者さんがかかりたい、かかって良かった、

地域が在って欲しい、在るので安心、」

と言える　医療を提供する。

基本的考え方：
職員、患者、地域がともに満足できる医療（経営）をおこなう。

本音：
自分（mySelf）、職員（Employee）、患者（Customer）、地域（Society）がともに満足できる医療（経営）をおこなう。
SECS理論

図　SECS理論・満足の4段階説（飯田）

— 160 —

言っている。自分（mySelf）・職員（Employee）・患者（Customer）・地域（Society）の頭文字である（SECS理論・満足の4段階説　飯田）。これは、じっくり説明する時間がなければ、誤解される。

　自分の意思で仕事を選択し、人のためではなく、自分自身や家族のために、働くことが肝心である。その方が、肩肘を張る必要がなく、気持ちが楽である。

　自分の職責を果たすには、職員に気持ちよく働いてもらわなければならない。人のためではないから、不具合があっても、自分が原因であり、自分が解決する。自責である。

　「どうせ仕事をするのだから、仕事を楽しもう、楽しく仕事をしよう」、「仕事は趣味である、趣味だから楽しいと自分を騙しているうちに、楽しくなる」、「他人を騙すのはいけないが、自分を騙すのは構わない」とやせ我慢を言っている。

用語読解 3 自分中心

　患者中心が、一般的な考え方である。

　患者本位、患者第一（用語読解2）とも言う。

　自があれば他がある。他がなければ自はない。自と他は相対的なものである。

　自分が存在し、その認識があって、他（自分以外の者）がある。

　自も他も単数と複数（集団、組織）がある（図7.8　組織とは何か）。

　自分（自我　myself）とは、他人や外界と区別された思考、認識、行為等の主体（遂行者）をいう。

　自分中心には、次の2つの意味がある。

1．業務遂行は自分が責任を持って担当する（図7.7　自分中心）。

　他（職員、患者）の協力や支援を受けることはあるが、業務をするのは自分である。

　他の責任においてではない。そうでないと他責になりがちである。

　患者は業務の対象（顧客・受け手）であり、業務の主体（行為者）ではない。患者を尊重することとは別の次元である。Juranの質の定義「Quality is fitness for use.[14)、15)]：質とは顧客要求への適合である」から自明のことである。

　業務遂行にあたり、行為の主体と対象（ひと・もの・こと）を明確にしなければならない。繰り返し、本文で解説するように、S（行為者)+Vt（行為）＋O（対象）を明確にしなければならない。

2．理念で述べたが、自分が大事だから、相手も大事にする（用語読解2．
　　患者中心　参照）

　自利があり、他利がある。自他共存、自他共栄である。

　自分だけが良ければよいという、利己主義とは異なる。また、政治的な個

— 162 —

人主義とも異なる。単に、自分を大事にしたいだけである。自分を尊重するから、他も尊重できる。

用語読解 4 天職

　自分の性質に合った職業のこと。「天から授かった仕事」。

　筆者は、"天職"はないと考える。おかれた場（所）、または、自分が創った場で精一杯努力すれば、周りが協力、応援してくれる。成果が出れば、楽しく、うれしくなり、更に、努力、工夫し成果が挙がる。長年月実践するうちに、自分にふさわしい職業と自他ともに認めることになる。それが"天職"と言われるものである。

　自分の性質に合った職業はない。というよりも、若いときには、自分の適性、能力は分からない。自分の性質は多様かつ多彩であり、また、変わる・変えられるものである。自分を騙すこともできる（用語読解2．患者第一参照）。

　叱責を受けるかもしれないが、筆者は、最初からの医師志望ではない。小学校の将来の希望職種欄に、「科学者」（用語読解14　科学　参照）と記載した。中学から一貫校に入り、課外活動を活発にした。高3の時、推薦希望学部を「医学部・工学部（機械学科）・経済学部」とした。世間を知らず、ほかの人は、どうやって決められるのか、疑問であった。推薦を受け、入学したら、落伍しなければよいと考えた。クラブ活動の交流は盛んにしたが、他大学や他学部を知らないし、知ろうともしなかった。その延長で、卒後の進路も同様に、外科なら内科のこともわかる。また、消化器外科ならつぶしが効く、という単純な考えであった。努力は継続したので、いまは、いわゆる"天職（適職）"と考えている。

　病院経営、品質管理（TQM）実践も、その延長線にあり、自然の流れである。

　天分、才能を否定しないが、"天職"とは別の切り口である。人それぞれ、生まれ持った能力、才能があるが、努力、訓練によって培われることも事実である。それを如何に活かすかが重要である。

　「努力にまさる才能なし」と言う。いかなる天才（際だった能力がある人）

― 164 ―

も、努力する人にはかなわない。才能があっても、努力しなければ才能は衰え、発揮できない。

スポーツ選手を見るとわかる。プロ選手は全て才能がある人の集まりである。

野球で言えば、超一流と言われる長嶋茂雄は天才、王貞治は努力の人といわれるが、両者共に天分もあり、努力も人一倍した人である。長嶋は人に隠れて練習していたという。

オリンピック選手も同様である。メダリストはインタビューで、異口同音に、「誰にも負けない練習・努力をしたからと自分に言い聞かせたら、落ち着き、自信を持てた」、「気持ちの問題」、「競技（試合）に出るまでが苦しかった。競技（試合）は楽しかった」という。相手との戦いではあるが、その前に自分との戦いに勝てるかが要である。

諦めずに、努力を継続できることが才能である。

用語読解 5 Web 会議

　COVID-19蔓延により、病院はもとより、一般企業においても、通常勤務でもマスク着用、やむを得ない会議においても一定の距離を取ることを求められた。

　集合会議・研修の自粛要請を受け、リモートワーク、在宅勤務、サテライトオフィス等では、Web会議が当たり前になった。

　ZoomやWebexが一般的である。Zoomが使いやすいので、Zoomに関して解説する。

　小規模のWeb会議は簡単であるが、Webによる研修会、とくに、Hybrid開催は、運営の難度が極めて高い。講師、助手、事務局のすべてが熟練しないと、かなり難しい。

　Zoom参加者は無料であるが、無料の主催者は40分間以降は再接続する必要がある。

　COVID-19蔓延で集合研修の自粛要請を受け、全日本病院協会（AJHA）主催の医療安全管理者養成講習会は、6日間のうち、講義4日間はWeb、演習2日間は回数を増やし、小人数に絞り、会場参加とした。しかし、COVID-19変異株の蔓延により集合研修を禁止された。講義はなんとかなるが、演習（RCA、FMEA、業務フロー図、特性要因図）はWebでは不可能と考えた。しかし、診療報酬算定要件であり、強い要望を受け、当院の質保証室職員とAJHAのITに詳しい職員にZoomを勉強してもらい、事前準備した。その上で、10年以上、AJHA研修会の演習助手を担当している、当院職員、医療の質向上委員会委員の病院職員、外部委員にも、Webによる演習助手の訓練をお願いした。

　複数の病院職員が、一つのチームを構成して研修する。集合研修では構成員相互の意思疎通、情報共有が比較的容易であり、演習助手は複数のチームを複数名で担当できる。しかし、Webでは、チーム構成員同士の意思疎通、

情報共有が極めて困難である。Zoomに慣れていないこと、ExcelやPPTの操作に慣れていないこと等がある。熟練した演習助手の数が限られており、一人が一チームを担当することも容易ではない。しかし、演習助手の都合が合わない場合もあり、一人で複数チームを担当せざるを得ないこともあった。

　まさに、神業とも言えるものである。感謝しかない。

　一般的な研修であれば、演習も可能であるが、会場開催でも困難なRCA、FMEA、業務フロー図、特性要因図等のWeb演習はほぼ不可能と言って良い。Zoomに熟練し、かつ、上記手法の演習の熟練者でなければできないからである。

　Web会議・研修会では、ほとんど発言しない参加者がいる。反対に、頻回に発言する人、極めて不適切な発言をする人、無理難題を言う人がいる。いずれも、目的を忘れている。

　Web会議、研修会、講演会で軽視されがちなのが、音声の重要性である。映像は多少、乱れたり、途切れても、何とかなるが、音声の障害は致命的である。音声の品質確保が極めて重要であり、機器は良いものを選定している。また、不測の事態発生時には担当者の能力に依存する。

用語読解 6 発表・報告

　学会・研究会で発表する事に意義があるが、受け取られ方を考えない人が多い。

　学会・研究会に発表する目的は何かを考えなければならない。宣伝であっても構わないが、内容に社会的意義がなければならない。聴衆に伝わらなければならない。

　TQC・TQM発表大会はもとより、学会・研究会においても多くの問題がある。さすがに、学芸的な発表はない。準備及び発表当日の心構えは同じである。

　演者、座長共に、口演には関係がない、病院あるいは演者の長い紹介があり、時間がないからと質疑を端折ることも多い。学会、研究会の目的を忘れたと言える。

演者の問題（表9.3参照）
①　PPTの進みを確認しないで、PPTと説明が連動しない人がいる。自分で操作する場合でも、1枚ずつ、PPTを確認して説明すべきである。
②　PPTが見にくいものが多い。フォントが小さい、文字数が多い。背景色と文字色のコントラストが悪い。白抜き文字は最悪である。PCや自院のプロジェクターで見るのと、会場で投影するのとは、全く別であることを理解すべきである。

　　顧客指向が必要である。
③　慣れない演者ほど、事前準備をせず、ぶっつけ本番と思うことが多い。

　慣れない人や若い人こそ、予演会の発表と想定問答による質疑の練習が重要である。原稿は1分間に250字程度、PPT1枚を20-30秒以上投影を基本とする。

　筆者の担当部署では、必ず予演会を実施した。当院（筆者）の質疑を経験すれば、学会・研究会は楽である、聴衆を石ころ程度に思えば良いと指導し

— 168 —

た。

④　質疑時間まで食い込む時間超過は問題外である。仮に超過しても、発表
　　時間の3〜5％以内である。

⑤　適切かつ参考になる発言に対してであれば良いが、枕詞のような「ご質
　　問ありがとうございます」は不要である。

座長の問題

　発表内容と関係ない質問や発言が多い。筆者が経験した、特別・稀有な2
例を紹介する。

①　滅茶苦茶な発言なので、演檀から「発言の意味が理解できない。何が言
　　いたいのか」、「抄録を読んだか、口演を聞いていたか」、「座長として不適
　　切である」と指摘したことがある。参加者が一斉に頷き、次演者も座長を
　　批判し、苦情を言った。さらに、口演終了後、会場外で、共同座長が「申
　　し訳ありませんでした」と謝罪に来た。

②　シンポジストで参加した時、独断的かつ不適切な進行をする座長（某大
　　学教授）に「座長として不適切」と指摘した。会場から拍手がわき、よく
　　言ってくれたと感謝された。

用語読解 **7** 患者の権利

　病院機能評価受審時に、審査員から、掲示に「患者の権利」の文言がない
と指摘された。

　倫理綱領・行動基準として、「私たちの病院の目標」[*1]を制定し（1993年）
（第10章参照）、掲示しており、「患者の権利」を表すものである。医療に権
利・義務の関係はなじまない、信頼関係であると回答し、認定・認定更新を
受けた。
　毎回、当たり前のことを言い、繰り返すので、職員が心配した。
　そこで、以前、医療雑誌に執筆した、「賢い患者になるための10ケ条」（一
部改定）に対応して、「信頼される医療者になるための10ケ条」を策定し、
患者の権利・義務を表すものであると、但し書きを付けて掲示した[*2]。10ケ
条に「権利」の文言は入れていない。「権利」を入れれば、「義務」も入れな
ければならないからである。

[*1]　私たちの病院の目標
　　　患者さんに公正な医療を提供します。
　　　医師による説明と患者さんの選択に基づく医療を進めます。
　　　患者さんのプライバシーを尊重します。
　　　診療情報を患者さん自身にお伝えします。
　　　よりよい医療が行なわれるよう、研修、研鑽いたします。
　　　患者さんの人生が最後まで豊かであるように、その意思を尊重いたします。
　　　以上のことをするためにも患者さんのご協力をお願いいたします。

（練馬総合病院）

　　　上6項目が医療者の意思表明（患者の権利）、最後が患者への要請（患者の義務）
　　　である。

— 170 —

用語読解

＊2　信頼の創造に向けた、患者と医療従事者の両方の努力が必要である。

したがって、権利、義務の用語を使わず、表現したのが、下表である。

表　賢い患者になるための10ヶ条・信頼される医療従事者になるための10ヶ条

	賢い患者になるための10ヶ条		信頼される医療従事者になるための10ヶ条
1	健康増進，維持あるいは回復に心がける	1	自己の健康管理，啓発，研鑽に心がける
2	不調，異常に早く気づく	2	患者や業務の異常に早く気づき，対処する
3	定期的に健康診査をする	3	定期的に自己評価・第3者評価をする　（組織と個人）
4	かかりつけ医をもつ	4	相談，協力，連携できる同僚や医療機関をもつ
5	異常に気づいたらかかりつけ医に相談する	5	異常に気づいたら原因を究明し，改善する
7	医療機関では，既往，経過，現症，家族歴などを正直に話す	7	患者や家族に分かりやすい説明を心がける
8	希望をはっきり伝える	8	診断・治療の方針と経過をはっきり伝える
9	医療者の話を理解しようと努力する	9	患者の気持ちや話を理解しようと努力する
10	検査，治療に協力する	10	患者や家族の希望に応える努力をする

左側が患者の心構え（義務）、右側が職員の心構え（義務）（患者の権利）を意味する。

— 171 —

用語読解 8　顕在・潜在

　顕在と潜在の関係は、極めて重要であるが、考える人が少ない。

　読んで字の如く、顕在とは、存在（ものごと）が顕かになること。潜在とは、存在（ものごと）が顕かではなく、潜んでいることである。

　その事物が存在するか否か、存在を誰がどう認識するかが重要である。

　事物が存在しても、その実態、意味を理解しないと、認識したとは言えない。その実態、意味は、関心、興味、注意により異なり、ある人は認識し（顕在化）、ある人は認識しない（潜在化）ことが多い。切り口、気づきが重要である。センス、感性とも言う。

　安全、危険に関して、著明にあらわれる。

　質の定義から、質は顧客要求への適合（fitness for use）[14), 15)] *1 である。医療において考えると、患者の要求を如何に把握するかが重要であるが、容易ではない。

　医療を、患者と病院（医療従事者）との関係で、顕在・潜在の切り口で考える。

　患者の希望と職員・病院の都合の2軸で考えると4象限で表せる（図1）。

　職員・病院の立場・都合と患者の立場・希望（図1）を業務に展開するには、QFD（Quality Function Deployment）*2 が有用である。病院と患者の

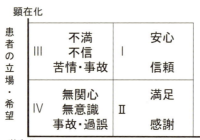

図1　職員・病院の立場・都合と患者の立場・希望

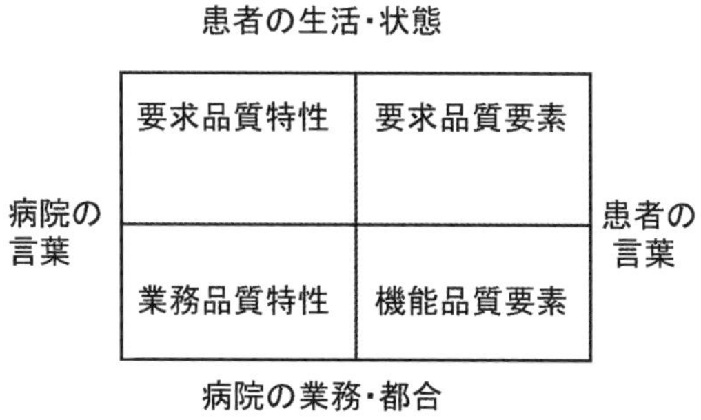

用語読解

患者の生活・状態

要求品質特性	要求品質要素
業務品質特性	機能品質要素

病院の言葉 ← → 患者の言葉

病院の業務・都合

図2　病院と患者の言葉をQFDで展開

言葉の対応関係を、QFDで展開する模式図を提示する（**図2**）。

＊1　直訳は、使用適合性であるが、筆者は、顧客要求への適合と訳す。

＊2　顧客の要求機能（品質）と業務の要求機能（品質）を対応付ける方法。

用語読解 9 Zero ゼロ

　不良ゼロは、可及的に不具合を縮減し、ゼロに近づけるという意味であろうが、ゼロは不可能である。不可能を目標に掲げることは、本気でないことである。結果として、目標を達成できないことは仕方ない。旗を掲げるのであれば、本気で掲げるべきである。

　「ゼロ」という用語にこだわる例として、2事例を提示する。2事例の共通項が、米国発の用語「Zero」であることに意味があるかもしれない。検討すると面白そうである。

　「ゼロ」には2つの意味[*1]がある。2事例共に、何もない（0）、空、無の意味で用いる。

1．ZD（Zero Defect：欠陥ゼロ）

　かつて、ZD（Zero Defect）運動[19]が活発であった。

　1962年に米国のマーチン社が、陸軍のミサイル納期を短縮するために、全従業員に「はじめから正しく仕事をすること」を呼びかけたのがZDのはじまりである。日本では、NECが1962年に、QCサークル活動を開始していたので、1965年にZDを導入した。

　QC・TQCを導入している組織が、ZD運動を実施したが、いつの間にか廃れた。

　なお、ZDは、Zero Defectsと複数が使われるが、Zeroなので、単数Defectとした。沢山ある欠陥をゼロにしたいのであろう。

2．Zero Trust（ゼロトラスト：信頼なし・信頼の欠如）

　情報通信におけるウィルス対策として、Zero Trust（ゼロトラスト）が流布している。

　Forrest ResearchのJohn Kindervagが2010年に提唱したセキュリティアーキテクトのモデルである。場所や位置などを無条件に信頼せず、接続の都度、認証・認可し、信頼性を確認することからゼロトラストと呼ぶ。

　無条件に信頼しないことをゼロトラストと呼ぶのは、「ゼロ」の意味を間

— 174 —

違えている。

　文字通り訳せば、情報通信では、何も信頼するな、自分で信頼性を確認せよと言うことになる。逆に言えば、自分で、完全性（100％）を保証せよ[2]と言うことである。そんなことは無理難題である。ゼロも無理であり、完全も無理である。

＊1　ゼロの意味

　　　ゼロは以下2つの意味で用いられる。

　　⑴　何も無いことの表示

　　　　「無」「空」という意味において、何も無いことを表すのに用いられる。

　　⑵　各種の数字の起算点

　　　　各種の数字で表される事象等の起算・基準点としても使用される。

　　　　統計、グラフ作成では、⑵の意味で用いるが、その他では、⑴の意味で用いる。

＊2　用語読解13　生成AI　参照）

— 175 —

用語読解 10 品質不正

　品質不正が頻発している。深刻なことは、中核としてQM・TQMを推進・指導してきた大企業が、品質不正の問題を繰り返したことである。結果として、劣悪品を市場に出したこと（結果）よりも、その原因の、長年月に亘り、製造、検査不正をしていたことが重大である。暖簾、ブランド、信頼が地に落ちた。何を信頼するか。それこそ、"ゼロトラスト"と言いたい。日本品質が信頼を失墜した。諸外国の大企業も同様であった。

　経営者は、改善するというが、関連企業を含めて、同じ間違いを繰り返すことが問題である。潜在していたものが、顕在化したのではない（用語読解8　顕在・潜在　参照）。喉元過ぎれば……では困る。環境が厳しく、競争が激しい、利益を出せという圧力があったというが、厳しいのは、今に始まったことではない。監査、検査で改善するというが、組織風土、人材（経営者を含めて）の資質の問題である。まさに、QM・TQMが生かされていない。視察し、訓令を出すという形式的ではなく、経営者が現場に降りて、現実、現物を把握する必要がある。必要があれば、改善に向けて共に汗を流す必要がある。

　日本品質管理学会（JSQC）は、この事態を受けて、組織に何が・なぜ起きたか、どうすれば起きないようにできるかを調査、分析する必要があるとして、2021年、品質不正防止に関する規格策定を決め、2023年1月に学会規格JSQC-TR 12-001「品質不正防止」を発行した。

　同じく、品質関係5団体[*1]が、2023.4、JAQ（Japan Association for Quality：日本クォリティ協議会）を設立した。第1回JAQシンポジウム「新時代を切り開く品質立国日本の再生に向けて」を開催した（2024.8.24）。新たな理論や考え方はないが、TQMの総決算の意味があった。QM・TQM関係者、専門家の反省会、決起集会であった。

　JSQCもJAQも、現在の厳しい環境下でTQMが結果として役立っていない、TQMが正しく理解・実践されていない、と危機感を持っている。

　1950年代に米国の犯罪学者ドナルド・R・クレッシーが「不正のトライア

— 176 —

ングル」理論を提唱し、個人が不正行為する際の心理的要因を、①機会、②動機、③正当化の３つの要素からモデル化した。不正は個人の道徳的欠陥のみでなく、環境的要因も複合的に影響しているとしている。３要素に対して、それぞれ、①内部統制の整備、②透明性の高い組織の構築、③コンプライアンス教育の強化監査、検知・予防対策を講じるという。

永遠の問題であると前述したが、結局、「まぁ、いいか防止[*2]」に尽きる。品質不正はなくならない。発生を抑制する、発生を早期に検知する、原因究明・再発防止に努めるという、QM・TQMの基本に立ち戻るしかないことを再確認した。

＊１　日本品質管理学会（JSQC）、日本科学技術連盟（JUSE）、日本規格協会（JSA）グループ、日本能率協会、（JMA）、品質工学会（RQES）の５団体である。

＊２　『医療のTQM七つ道具』[26]（日本規格協会）の７番目の手法

用語読解 11 外来語（カタカナ）

　不必要にカタカナ表記が多いことを危惧する。多くの人が、カタカナの役割[*1]を認識しているとは限らない。

　外来語で一般に使う、ラジオ、テレビ、パソコン（PC）等の略称は日本語となっており、さらに日本語に置き換える方が意思疎通に障害となるので、本項の対象外とした。外国語カタカナ表記、アルファベット略語（Three-Letter Acronym等）に限定する。

　文字、文章は文化、思想、風土を表すものであり、その背景を知り、その意味を理解する必要がある。原語、原文を理解し、適切な日本語訳があれば、日本語表記すべきである。内容、意味を理解しないまま、カタカナ表記する場合が極めて多い。日本語表記すると、どの程度理解しているかがわかる。

　情報関連ではカタカナが多くなることはやむを得ないとしても、多すぎる。

　医療においても安易にカタカナを使う傾向がある。とくに下記用語が頻用されるが、日本語にしないと意味不明である。文脈を見ても判断できない場合が多い。

　　システム：情報システム、機器一式、仕組み、体制のどの意味か。

　　スタッフ：組織管理において、参謀、職員、部下、同僚のどの意味か。

　　ケア：配慮、留意、処置、対応、介護、看護のどの意味か。

　DX、SDGs、BSC等は、用語が一人歩きし、意味を理解しないで使う組織、人が多い。使うのは良いが、個人の解釈・考えでも良いので、用語の定義を明らかにしていただきたい。同じアルファベット略語でも、分野毎に別の意味があるので注意すべきである。

　「フィッシュ哲学[*2]」を運用する大病院があったが、実体とその意味を理解したのか。シアトルの魚市場の従業員の「世界的に有名な魚屋になりたい」という想いを契機に組織体制と働き方の改善事例を、経営コンサルタントが"哲学"と称して広めた。

— 178 —

用語読解

　筆者は、書籍を読み、現地を見学し、状況を理解した。成功事例であるのは事実である。哲学と言えるかは疑問である。指摘したいのは、看板に踊らされないことである。

＊1　カタカナの役割

　　カタカナ表記は、外国語や外来語と、擬音擬態語、動植物名などの特殊な語に限られる。「おと」を目立たせ、周囲の語よりはっきりと表すことができる。現代日本語は、漢字平仮名交じりで表記されるのが通常で、カタカナは目立つ存在である（山田貞雄「ことばの疑問」を要約）。

＊2　「フィッシュ哲学」と「スカイツリー哲学」

　　新プロジェクトXの東京スカイツリー建設放映を2回観て、都度、感動した。東日本大地震の時、鳶は第2展望台に避難した。余震があればツリー倒壊必至で、自分たちの他、下の人々の死は確実であった。リーダが「どうする」と問うと全員志願し、命を懸けて頂上に戻り、中心柱の固定を確実にした。彼らは、一時、落ちこぼれ的であったが、誇りと自信を戻した。筆者は「スカイツリー哲学」を広めたい。責任感と意地万歳！！

用語読解 12 成果物と「自分で考え、実践する」

　様々の状況の中で、ただ成果物が欲しいと言う人があまりにも多い。

　「自分で考え、実践」せず、楽になる事を求める人が多い。省力化、効率化、は悪くない。しかし、他人の成果物を手に入れて、理解不十分で、そのまま適用しても、活用できず、結果は思わしくない。確認、修正、手戻り等、かえって、手間がかかり、非効率となろう。

　経営、組織運営、TQMは簡単ではない。うまくいかないことは当然であり、多い。それを推進するのが経営者である。

　研修会、講習会等で、受講者が、ほぼ毎回、正解、手本、成果物が欲しいという。

　研修会、講習会では、考え方、実践方法、留意点を手取り足取り指導している。「安全管理者養成講習会」、「個人情報管理担当者研修会」、「医療事故調査の適切な対応研修会」では、講義と演習を実施している。本書の主題のTQMに関しても同様である。

　人事考課の報告をしたとき、また、見学を受け入れたときも、同様である。成果物を差し上げても、自院の状況に適合できなければ意味がないので、お断りした。見学来院、学会、研究会報告の時に紹介した人事管理関連の3冊[83]～[85]（理論と共に、当院を含めた5病院の事例を掲載している）を出版しているので、それを読んでからがよいと回答した。他の講習会でも同様である。

　本原稿を書きながら、第1回JAQシンポジウム（2024.8.24）で、「なぜ、TQMが役立たないか」が議論されたことへの、回答がこれであると気づいた。TQMを成果物（完成品）と考えるから使えないのである。

　TQMが役立たないのではなく、役立たせないのである。工夫しないからである。

　TQMは手段であるという講師がいた（用語読解10　品質不正）。TQMは概念（理論）であるとともに、経営の手段として実践し、使わなければならない。そうでなければ画に描いた餅に過ぎない。TQMも飾ってあるだけで、

また、そのまま使っても、意味がなく、役に立たない。「自分で考え、実践する」必要がある。理論を理解し、自分の考え、自分の組織の状態に適合させて、使う必要がある。

　企業で確立された成果（QM・TQM）は医療には使えないと言うことと同じである。そう言いながら、他病院、講師の模範解答を求める。同じ土俵なら、参考にしたいが、他の土俵は参考にしないことは、大変もったいない。

　筆者が、医療も他分野も組織運営（QM・TQM）の観点では変わらないと言っても、なかなか、受け入れてもらえない。あえて、筆者の考え方、実践の経緯と成果を提示して、「医療における」、「医療の」を付記して、医療界に展開している。

用語読解 13 生成AI

　情報分野では、専門用語、カタカナ用語・アルファベットが多用される（用語読解10　カタカナ）。本項でも頻出するので、脚注[1]~[8]に纏めた。

　筆者は、新しいものにダボハゼの如く食いつく。しかし、危ない、まずければ、吐き出す。カタカナ用語とその内容を嫌うのではない。理解し、業務に適用できると思えば使ってみる。日常業務に落とし込めるものは少ない。「自分で考え、実践」せず、はやし立てることを嫌う。

　LLMを用いたAI（生成AI）は、日進月歩で可用性が向上している。生成AIを使わない経営はあり得ないという情報関連企業経営者がいる。しかし、セキュリティ、ハルシネーション、情報保護、公平性、監査等、種々の問題への対応責任は利用者にある。筆者は、現時点では、自分の専門領域に限定して個人的に利用している。組織的利用は今後の課題である。

　以下に、筆者がChatGPT4.0を利用した内容を提示する。

　ChatGPT4.0は中断が頻発する。「続き」と入力すると再開する。ChatGPTの問題、対策を聞いて、回答を得たが、疑義を追究すると、ネットワークエラーで停止した。

　回答の根拠を聞くと、「最新の情報はありません」「○○年までの情報です」と回答する。10年以上前の事実を聞いてもである。一般的回答が多い。「回答の根拠（引用）を検索したが、全く別の論文である」と追究すると、「済みません間違えました」と回答する。分からないことは分からないで良い。

　プロンプトの問題だという人が多い。筆者は、かなり研究したが、上記の如く、プロンプトの問題ではなく、ChatGPTの問題である。

　プロンプトに関して質問した。最初は、一般的な回答なので、ChatGPT4.0のプロンプトに関して質問した。何回かやりとりの後、一般的なアドバイスを「モデルの応答とのインタラクションを通じて、徐々に最適なプロンプトの形式や内容を見つけるプロセスが必要となります」と提示してくれた。

— 182 —

ChatGPTの回答の正否・是非を確認する能力がなければならない。すなわち、その分野の専門家が、下調べ、翻訳、要約の助手として使い、最終確認する前提で、有用である。一般に、日常業務で使うのはまだ危険が大きすぎる。生成AIを使うことは当たり前、常識とする動向を危惧する。各分野で大規模モデルを、更に大規模にし、当該分野の情報を収集中である。

＊1　LLM（Large Language Models：大規模言語モデル）：自然言語処理（NLP：Natural Language Processing）に特化した言語モデルで、生成AIの一種である。

＊2　深層学習モデルの一種で、膨大な量のテキストデータを学習し、人間のような自然な言語生成や理解を実現する。

＊3　AI（Artificial Intelligence：人工知能）は、人間が知能によって遂行する問題解決や意思決定等を、コンピューター等の機械を用いて模倣および再現するもの。

＊4　生成AI：テキストや画像、動画、音声などを生成できるAI技術の総称であり、AIが新しい情報やアイデアを生成する技術。

＊5　AIエージェント：複数のAI技術やデバイスを組み合わせ、従来のAIではできない複数・複雑なタスクを自動的に実行するシステム。

＊6　『Pursuing Equity With Artificial Intelligence in Health Care』は「AIを導入する医療提供組織は、公平なパフォーマンスを監視し、達成する責任を負わなければならない。実践的に試験し、種々の医療環境におけるモデルのパフォーマンスの違いを特定し、対象を絞った導入を支援できる。定期的に測定し、精度や公平性の低下を継続的に監査する必要がある」という。
JAMA Health Forum. 2025;6（1）:e245031. doi:10.1001/jamahealthforum.2024.5031

＊7　ChatGPT：OpenAI社が2022年11月に公開した、人工知能チャットサービス。テキストを理解・生成するLLMである生成AIの一種である。

＊8　Chat GPTは急速に機能を向上させ、直近の文献を提示するようになった。最初は、通説・定説に基づく回答をするが、通説・定説の問題点を指摘すると、何回かの議論の後、「そういう考え方もありますね」、その後、「その通りです」と回答する。

用語読解 14 科学

　科学とは、狭義には、自然科学を指す。

　広義には、自然科学、社会科学、人文科学などの総称。

　最広義には、学術・学問全般。体系化された実験・観測・知識・経験などの総称。哲学を含み得る。（Wikipedia　を要約）。

　筆者は理科[*1]が好きであり、理系の職業である「科学者」になりたかった（用語読解4　天職　参照）。

　科学に、自然科学・社会科学・人文科学があることを、後に知った。大学推薦希望学部に「医学部、工学部（機械工学科[*1]）、経済学部」の順番としたのは、医学部が理系であると考えたからである。これも誤解であると気づいたのは、医学部の授業を受けてからである。理解するよりも、膨大な内容を覚えることがやたらに多かった。ここで初めて、医学部は理系ではなく、文系であると思った。後述するように、これも大きな誤解であった。

　かなり後で、故武見太郎（元日本医師会会長）の「医療は医学の社会的適用である」と言う定義に接して、理解できた。筆者の希望は、医学研究ではなく、医学（自然科学）の知見に基づいた医療（社会科学）であったのである。理系の知識が必須であり、文系の知識、技能も必須である。

　先日、東京理科大学で開催された日本品質管理学会で報告した。偶々、駅まで同道した同校学生に理科大学の英語表示（Tokyo University of Science）の考えを聞いたところ、何の疑問もなかった。科学には、狭義と広義の意味があること、筆者も大学に入って始めて広義の意味を知ったと説明した。すると、経済学部もあるからでしょうと回答があった。

　品質管理に関しても同様である。QM・TQMは、品質工学・経営学の社会的適用である。三現主義、五ゲン主義も品質工学・経営学の知見の社会的適用である。

　理系も文系も、対象、目的は異なるが、基本的考え方（論理的、体系的）は変わらないと気づいた。

品質管理を医療に導入することに違和感がないことの理由である。病院経営は管理工学、管理学・経営学、経済学、心理学の適用と言える。

＊1　小学生の時、『なぜだろう、なぜかしら』を、神保町の書店で見つけて買ってもらったことを、鮮明に覚えている。理科が好きになった一つの要因だろう。
　　　牽強付会と思うが、この頃から、"目的思考"、"原因追究"に関心があったのだろうか。
＊2　建築工学科に関心があったが、慶応義塾にはなかった。計測工学科、管理工学科があったが、名称からは何をする科目は全く分からなかったので、2番目を、工学部（機械工学科）とした。いまになれば、管理工学科も面白かったかもしれない。

用語読解 15 ライフワーク

　ライフワークとは、一生をかけてする仕事。畢生（ひっせい）の事業。また、個人の記念碑的な業績とみなされるような作品や研究をいう。

　本書文中では、"ライフワーク"を、業績をまとめた書籍という意味で用いた。

　筆者のライフワークは、『病院早わかり読本』[30]（医学書院）と『質重視の病院経営の実践（医療のTQMハンドブック　運用・推進編）』[29]（日本規格協会）である。本書はそれに続くものである。

　『病院早わかり読本』は、その前書の『病院職員のための病院早わかり読本』（日本医療企画1995年）を、患者や一般の方との共有を目的に、出版社を変えて出版した。第3版公刊（2007.1.1）前に、新築落成年記念として、新築の挨拶、病院の写真、理念等を加えて、特別製本して配布した（2006.12.23）。継続的改善として、増刷・改定し、第6版まで出版（2021年）した。医療制度、社会情勢が様変わりするからである。

　『質重視の病院経営の実践』は、大きな追加事項がなく、初版（2012年）のままである。

　新築移転、公益財団へ移行、QM/TQM（MQIはその一部）の継続等々も、筆者の"ライフワーク（業績）"である。しかし、個人ではなく、組織（団体）としての"ライフワーク"の意味が大きい。一人ではなし得ず、組織一丸となって達成できたものである。

　病院団体でも、QM/TQMを展開し、情報・質・安全に関する活動を継続し、厚労科学研究費研究、研修会、学会報告、論文、出版等を実施した。これも、会員病院及び職員の協力を得た成果である。

　日本医療・病院管理学会第50回総会（学術総会長　池上直己　2012）がテーマ「医療・病院管理学の役割と未来：50年の歴史と今後を考える」で開催された。

　記念シンポジウムにおいて、筆者は、「50年経過し、学会として多くの業

用語読解

績があるが、本学会でなくてはできない業績として、病院経営・管理学の教科書を纏めていない。纏めるべきである。私はライフワークとして纏めて、出版している。」と発言した。シンポジストの回答はなく、学会長は検討すると回答した。その後、12年経過したが、まだ実現していない。

　個人の努力も必要であるが、組織としての活動が極めて重要である。

用語読解 16 出典・引用

　出典とは、引用や転載の際に元となった著作物を指す。

　引用とは、他の著作者の著作物をそのまま自分の創作物に用いることをいう。

　本書執筆にあたり、重要な内容の引用の出典を自分で確認していないことが気になった。信頼しうる著者の論文であれば、通常は自分で確認する必要はない。しかし、今回は、学説・定説と言われる事項を批判、反論する場合があるので、多くの元論文で確認・再確認した。

　古い書籍、論文等の取得はかなり困難であったが、その作業が面白くもあった。

　筆者は、買っとく、置いとく、積んどくが、多い。また、検索、確認以外には、同じ書籍や論文を再読することは少ない。また、再読する場合には、そのときの関心、興味、視点により、初読時に気づかなかった新たな発見が多い。今回は特にそれを感じた。

　デミングセミナー講義録[13]は20年以上前に神保町の古書店の店頭で見つけて購入した。JSQC「医療経営の総合的質研究会」の新年会で、これを肴に議論した。デミングはデミングサイクルと言っておらず、製造工程を4つの段階で輪にして、Spiralに回すと言った。4段階は、1設計、2製造、3検査・販売、4（市場）調査・サービス（再設計）であり、現在のPDCAとはやや異なる。

　ジュランセミナー講義録[14]は、今回、運良く、ネットで購入できた。ジュランの質の定義は知っていたが、著者自身が引用していた書を取得した。実際に"fitness for use"[15]の文字を見つけたときはうれしかった。引用元の書籍[38]は取得していない。

　また、筆者が始めて主張したと考えていたが、既に先人がいたことを知った。

　質（Q）の要素を質（Q）・価格（C）・提供体制（D）とするのは論理的

— 188 —

でない。Qとqを明確にすべきと主張した（第1章 Ⅲ TQM 1．基本用語の理解 ①（品）質（Quality）＊6、第3章 Ⅰ医療とは何か 3医療の質とは何か）。しかし、論点はやや異なるが、Big QualityとSmall Qualityの2種類があるとジュランは記述していた。また、質の定義は多様で、社会状況で変わると言っている。製造業のみならず、サービスにも適用している[37]。

浅香は同様の趣旨で、品質と質を区別している[20]。

「後工程はお客様」は石川馨が製鉄会社の指導の時に提唱したと今井は記述し[20]、「後工程」が一般に使われている。しかし、石川は「次工程はお客様」[17]と記述している。筆者は「前工程もお客様」を提唱している。

製造業から始まったQMは非製造業、非製造分野には適さない、組織管理には適さない、今の時代にはPDCAは遅すぎる、PDCAの順番が違う等の批判・反論が多い。

水野はPの重要性を記述しながら、CAPDが正しいと主張している[42]。

筆者はPDCAを入れ子で回すこと、どの段階からでも反転させることを提唱している。今井は、手直しされたPDCAサイクルのDでPDCAを回すと図示[19]しているが、説明はない。筆者の趣旨とは異なる。

おわりに

　TQMに終わりはない。本書は、更なるTQMの展開を目指し、連載原稿を追記・再構成して、出版するものである。単に、連載原稿を纏めたものではない。

　本書は、医療に限定したものではない。繰り返し述べたように「医療は特殊」ではない。ご理解いただくには、理論だけではなく、実践の結果（事例）提示が必要である。筆者の実践の場が医療であるので、医療の事例を提示した。他分野でも参考にしていただくことを期待している。

　病院経営羅針盤への連載は、『病院早わかり読本』と『質重視の病院経営の実践（医療のTQMハンドブック　運用・推進編）』に続くものとして、強く意識して執筆した。

　連載を追記・再構成した本書は、その意味で、筆者の医療におけるTQMの展開、病院経営の業績の集大成である。連載中も、本書執筆中も、過去を振り返り、今後の展開を思案しながらであった。

　連載の経験は多いが、まとめたのは2回ある。

　1回目は、「病院経営」（産労総合研究所）に1年間連載した『職員・患者・地域がよかったといえる病院を造る』をまとめて製本し、創立60周年記念として配布した（2008.3）。

　2回目の今回は、「TQM（総合的質経営）の医療への適用—練馬総合病院の考え方と実践—」を連載の主題にしたが、本書では、更に進めて「TQM（総合的質経営）の医療への展開—練馬総合病院の考え方と実践—」とした。

　連載開始時に全体計画を立て、数ヶ月分毎に詳細計画を立てた。途中で、臨機応変に、計画の順番を入れかえた。Mind-Mapが大いに役立った。

　本書の章立ては、連載回数をそのまま章番号とし、連載の毎回の思考の途切れ、戻りを補完するための重複部分を削減し、一部文章を入れ替え、追記し、図表を追記修正した。

　最終章として「用語読解」を新たに加えた。筆者の強い気持ちは、本文とは別のほうが良いと考えた。『病院早わかり読本』も同様の趣旨で、本文の左右欄外に読解（脚注を超えた意味）を多く入れた。他に類はないと考え

る。欄外が面白いという反響があった。本文以上に力を入れたといえる。「用語読解」も同様である。

　出版は、自分の考えや実践を世に問うものである。それとともに、執筆とは、自分の考え（計画Ｐ）と、実践（Ｄ）と、その見直し（検証Ｃ）、再構築（是正Ａ）でもある。PDCAは繰り返し回すものである。拙著の多くを改定し続けている。本書では、特にその気持ちが強かった。前述のごとく、本書の構成も内容もPDCAの連続であった。

　楽しくもあり、厳しくもあった。達成感を得たというよりも、何か残したもの（検証の必要性）がありはしないか、という気持ちがある。

　ここに至る努力をしたが、それ以上に、仲間の存在が大きい。「同じ釜の飯を食べた」仲間である。先が見えず足踏みするとき、つらいとき、苦しいとき、楽しいときも、同じ目標に向かって、道なき道を共に切り拓いてくれた友である。考え・意見・方法・立場の相違があり、議論を度々したが、目的・目指す方向は同じだった。

　当財団職員、役員、関係者、病院・病院団体関係者、品質管理関係者、出版関係者等々である。深甚の謝意を伝えたい。

　今後も、ご支援、ご協力をお願いしたい。

2025年3月

　　　　　　　　　　　公益財団法人東京都医療保健協会
　　　　　　　　　　　情報・質管理部　部長
　　　　　　　　　　　医療の質向上研究所　研究員
　　　　　　　　　　　練馬総合病院　名誉院長

　　　　　　　　　　　飯田修平

索 引

● 数字 ●

5 Ｗ 1 Ｈ…………………………………… 54
5 Ｗ 1 Ｈメリット・デメリット表… 66
6 σ………………………………………… 24

● あ行 ●

後工程はお客様……………………… 32, 189
安全確保……… 15, 43, 81, 93, 106, 117
安全工学会……………………………… 14, 81
飯田の理論（法則)……………………… 87
意図的不遵守（まぁ、いいか)……… 26
医療安全管理者養成講習会… 15, 81, 116
医療安全研究会………………………… 14, 81
医療経営の総合的質研究会
………………………… 14, 66, 80, 188
医療提供の理念…………………… 35, 71
医療とは、医学の社会的適応…… 20, 35
医療のTQM七つ道具
………………… 26, 66, 70, 75, 177
医療の基本…………………… 17, 18, 157
医療の質向上委員会………………… 81, 166
医療の質向上活動
………… 14, 97, 146, 147, 150, 151
医療の質に関する研究会……………… 12
医療の本質…………………………… 18, 44
医療は特殊………………… 1, 12, 43
入れ子構造………………………… 58
入れ子で回す…………… 58, 85, 189
営利目的…………………………… 44

● か行 ●

扇の理論……… 29, 30, 88, 89, 92, 98, 100
横断的組織運営理論……… 77, 79, 93, 95
鬼速PDCA………………………………… 58

外部顧客……………………………… 31
賢い患者になるための10ケ条… 170, 171
課題……………………………… 52, 53
課題解決………………………… 52, 53
課題達成………………………… 52, 53
患者第一……………… 44, 79, 86, 160
患者中心……………… 44, 86, 90, 162
患者の権利…………… 46, 87, 170
患者本位………………… 86, 90, 162
管理限界線…………………… 25
管理図……………… 23, 33, 58, 65
管理の輪（circle)……………………… 25
企画情報推進室
……… 93, 94, 118, 133, 140, 142
技術均衡理論……………… 76, 92, 93
基本用語………………… 19, 189
基本理念……………………… 15
共通原因……………………… 23
業務の継続性………………… 32
業務の主体……………………… 162
業務フロー図……… 56, 66, 136, 137, 139,
　　　　　　　141, 143, 166, 167
緊急性………………… 38, 59, 74
空間………………… 49, 51, 139

— 193 —

偶然原因……………………… 23	自己犠牲……………………… 46, 91
経営資源等価交換理論………… 93	仕事を楽しむ…………………… 91
経営戦略…… 16, 86, 96, 98, 99, 101, 115	自責…………………………… 90, 161
経営とは、問題解決…………… 29	シックスシグマ……………… 24
経営の質……………… 23, 93, 150	質経営…… 1, 11, 12, 16, 20, 23, 28, 29, 46,
顕在要求………………………… 31	93, 131, 150, 152, 191
献身……………… 18, 42, 46, 79, 91	質研………………………… 12, 13
検品……………………… 22, 23, 31	質重視…… 16, 31, 87, 97, 150, 186, 191
権利と義務……………………… 46	質の定義……… 31, 90, 162, 172, 188, 189
行為者………………… 39, 40, 162	質（Quality）の要素………………… 36
行為の主体……………………… 162	質保証室…………… 93, 94, 118, 166
公益………… 18, 42, 43, 48, 186, 192	自分中心……………………… 90, 162
公益性……………………… 43, 48	自分で考え、実践する… 78, 90, 96, 100,
工程管理……………… 22, 58, 158	102, 105, 180, 181
工程で質を造り込む…… 22, 31	ジャック・ウェルチ……………… 26
工程分析…………………… 31, 32	自由と責任………………………… 46
行動基準………………………… 170	準委任契約…………… 38, 40, 41, 74
顧客が明示しない、あるいは、明	小集団改善（QCサークル：
示できない要求………………… 31	QCC）活動……………… 62, 63, 101
顧客が明示する要求…………… 31	商品企画七つ道具……………… 66
顧客要求への適合 19, 90, 162, 172, 173	情報・質管理部…………… 17, 93
五ゲン主義…… 1, 31, 90, 91, 99, 150, 184	情報発信………………………… 16
故障の木解析…………………… 56	職員の意識改革………………… 16
国家品質賞……………………… 24	新QC七つ道具…………………… 66
根本原因解析…………………… 56	進捗管理…… 21, 30, 47, 48, 100, 103, 107,
	108, 111, 120, 145
● さ行 ●	人的要因………………… 39, 74, 75, 77
三現主義………… 31, 51, 91, 184	信頼関係………………… 35, 71, 133, 170
事業継続計画………………… 119, 133	信頼される医療者になるための
自工程完結……………………… 32	10ケ条…………………… 170
次工程はお客様………………… 189	信頼の創造…… 16, 17, 86, 87, 98, 99, 105

— 194 —

診療とは、医の行為‥‥‥‥‥‥‥ 35
診療の業務工程（フロー）‥‥‥‥ 83
図表化（見える化）‥‥‥‥‥‥‥ 88
成果完成型の準委任契約‥‥‥‥‥ 41
製品の品質‥‥‥‥‥‥‥‥‥‥‥ 23
ゼロトラスト‥‥‥‥‥‥‥ 174, 176
"善意"‥‥‥‥‥‥‥‥‥‥‥‥ 131
全員参加の、自主的活動‥‥‥ 18, 42, 47
全員参加の自主的活動‥‥‥ 100, 106, 158
潜在要求‥‥‥‥‥‥‥‥‥‥‥ 31
全社的品質管理‥‥‥‥‥‥‥‥ 28
全体最適‥‥‥ 29, 61, 79, 88, 130, 150
専門分化‥‥‥‥‥‥‥‥‥‥‥ 45
組織改革・変革‥‥‥‥‥‥‥‥ 16
組織的医療を提供する施設‥‥‥‥ 36
組織を挙げた組織戦略‥‥‥‥‥ 100

● た行 ●

対策発想チェックリスト‥‥‥‥‥ 66
チーム医療‥‥‥‥‥‥‥‥‥ 36, 95
（超）高速PDCA‥‥‥‥‥‥ 58, 71
提供の理念‥‥‥‥‥‥‥‥‥‥ 35
デミング賞‥‥‥‥‥‥‥‥‥ 23, 24
デミングセミナー‥‥‥‥‥ 23, 25, 188
統一主題‥ 100～110, 117, 122, 126, 130
特殊原因‥‥‥‥‥‥‥‥‥‥‥ 23
特性 ‥‥ 19, 26, 37, 48, 59, 68, 71, 72, 78, 83
特性要因図‥‥‥‥ 56, 65, 66, 68, 126, 128,
148, 166, 167

● な行 ●

内部顧客‥‥‥‥‥‥‥‥‥‥‥ 31
内部顧客の重視‥‥‥‥‥‥‥‥ 32
七つ道具‥‥‥ 24, 26, 65, 66, 70, 75, 177
二大経営戦略‥‥‥‥‥‥‥‥ 86, 99
日本医療機能評価機構‥‥‥‥‥‥ 13
日本科学技術連盟‥‥‥ 14, 23, 63, 80, 177
日本式TQC‥‥‥‥‥‥‥‥‥ 28
日本品質管理学会
‥‥‥‥‥‥ 14, 66, 80, 176, 177, 184
日本ものづくり人づくり
質革新機構‥‥‥‥‥‥‥‥ 24, 80

● は行 ●

ばらつきを縮減‥‥‥‥‥‥ 32, 33, 75
範囲‥‥‥ 45, 49, 50, 58, 59, 63, 68, 83, 98,
114, 116, 142
ヒューマンファクター‥‥‥ 39, 74, 75, 77
病院機能評価‥‥‥‥ 12, 13, 97, 170
病院のあり方報告書‥‥‥‥‥ 81, 119
評価基準‥‥‥‥‥‥‥‥‥ 12, 13
標準（Standard）
‥‥‥‥ 25, 32, 49, 52, 53, 57, 58, 77, 84
標準化（Standardization）
‥‥ 25, 32, 33, 50, 55, 57～59, 85, 102,
105, 106, 108, 111, 113, 117, 129,
145, 146
品質特性値‥‥‥‥‥‥‥‥‥‥ 26
品質問題‥‥‥‥‥‥‥‥‥ 24, 26, 80
品質立国日本‥‥‥‥‥‥ 24, 80, 176
フィードバック構造‥‥‥‥‥‥‥ 58

— 195 —

不確実性⋯⋯⋯⋯⋯⋯⋯⋯ 37, 58, 59, 72
部分最適⋯⋯⋯⋯⋯⋯ 29, 61, 79, 130
プロセス思考⋯⋯⋯⋯⋯⋯⋯ 31, 32
ボランティア精神⋯⋯⋯⋯⋯⋯ 131

● ま行 ●
まぁ、いいか（不遵守）
　防止メソッド⋯⋯⋯⋯⋯⋯ 26, 66
前工程もお客様⋯⋯⋯⋯⋯ 32, 189
マルコム・ボルドリッジ⋯⋯⋯⋯ 24
満足度逓減の法則⋯⋯⋯⋯⋯ 46, 55
満足の4段階説⋯⋯⋯⋯⋯ 160, 161
目的思考⋯⋯⋯ 54, 100, 150, 185
問題解決⋯⋯ 12, 13, 29, 34, 43, 49, 52, 53,
　　55, 58, 61〜66, 83〜86, 90, 93, 96

● や行 ●
役職者有志懇談会⋯⋯⋯⋯⋯ 97, 151
役割分担⋯⋯⋯⋯⋯⋯⋯ 45, 137
要求事項⋯⋯⋯⋯⋯⋯⋯ 19, 20
要求水準逓増の法則⋯⋯⋯⋯ 22, 46, 55
要求水準・満足度均衡理論⋯⋯ 55, 93
用語の定義・認識⋯⋯⋯⋯ 19, 20, 29

● ら行 ●
リーダ・管理職の役割⋯⋯⋯⋯ 88, 92
リーダシップ交代理論⋯⋯⋯⋯ 87, 89
リーダシップ双方向論⋯⋯ 30, 48, 98, 99
履行割合型の準委任契約⋯⋯⋯⋯ 41
リスク性⋯⋯⋯⋯⋯⋯⋯ 37, 59, 72
粒度⋯⋯ 19, 20, 32, 49, 50, 59, 63, 64, 68,

83, 98
療養とは、健康に関するお世話
　（Health Care）⋯⋯⋯⋯⋯⋯ 35
倫理綱領⋯⋯ 76, 92, 96, 97, 116, 117, 170

● わ行 ●
私たちの病院の目標⋯⋯⋯ 87, 116, 170

● A ●
Administration⋯⋯⋯⋯⋯ 19, 27, 28

● B ●
BCP⋯⋯⋯⋯ 81, 119, 120, 131〜133,
　　　　　　　135〜142, 144
Business Continuity Plan⋯⋯ 119, 131

● C ●
Company-wide Quality Control⋯⋯ 28
CWQC⋯⋯⋯⋯⋯⋯⋯⋯⋯⋯ 28

● D ●
DBJ BCM格付⋯⋯⋯⋯⋯ 135, 136
Demingサイクル⋯⋯⋯⋯⋯⋯ 25

● F ●
Fault tree analysis⋯⋯⋯⋯⋯ 56
FMEA（故障モード影響解析）
　⋯⋯⋯⋯⋯⋯ 66, 68, 166, 167
FTA⋯⋯⋯⋯⋯⋯⋯⋯⋯⋯ 56

— 196 —

● G ●

GE（General Electric Company）····· 26

● J ●

JAQ（Japan Association for
　Quality：日本クォリティ協議
　会）······························· 176, 180
JICA-国際協力機構······················· 14
JIS Z 8101······························ 28
Joseph M. Juranの定義··············· 19
JSQC-TR 12-001「品質不正防止」··· 176
Juranの質の定義······················· 162

● M ●

Malcom Baldrige National
　Quality Award ················· 24
Management··········· 19, 20, 26, 27, 28
MB賞···································· 24
Medical Quality Improvement··· 14, 98
MQI^2 ···················· 108, 145, 150, 155
MQIストーリー ···················· 103, 108

● O ●

OODA ······················· 58, 59, 159

● P ●

PDCAサイクル····· 12, 25, 34, 55, 58, 63,
83〜85, 189

● Q ●

Q＝f（q・C・D）···················· 36

Q＝f（Q・C・D）··················· 36
QCサークル（QCC）活動発表大
　会 ································· 14
QCストーリー ·················· 62〜65, 108
QC七つ道具 ················ 24, 65, 66, 70
QFD：Quality Function
　Deployment：品質機能展開 ········ 31
QFD（品質機能展開図）
························· 33, 34, 66, 172, 173
QM・TQM実施宣言 ················· 86
QM（Quality Management：品
　質管理）···························· 11
Qとqを明確にすべき ················· 189

● R ●

RCA ···································· 56
RCA（根本原因分析）·········· 56, 66, 68,
166, 167
Root cause analysis ················· 56

● S ●

SECS理論 ······················· 160, 161
Spiral up ··················· 23, 25, 55

● T ●

TQM（Total Quality
　Management：総合的質経営）······ 11
TQM宣言 ····················· 24, 86
TQMの医療への展開 ················· 82
TQMの総決算 ···················· 176

● V ●

VOC（Voice Of Customer：顧客
  の声）……………………………… 31
VUCA ……………………………… 58

● Z ●

ZD …………………………… 26, 174
Zero Defect …………………… 174
Zero Trust……………………… 174

参考文献

1）～12）飯田修平著：TQM（総合的質経営）の医療への適用―練馬総合病院の考え方と実践、病院経営羅針盤　連載、産労総合研究所（2024.4～2025.3）

1）第1回　TQM（総合的質経営）と医療（2024.4）

2）第2回　品質管理とは何か（2024.5）

3）第3回　医療とは何か　医療の基本的事項（2024.6）

4）第4回　問題・問題解決（2024.7）

5）第5回　TQMの展開方法（2024.8）

6）第6回　医療におけるTQMの展開（2024.9）

7）第7回　医療における問題解決の考え方―練馬総合病院の考え方（2024.10）

8）第8回　練馬総合病院におけるTQM導入と展開（2024.11）

9）第9回　TQMの一環としてのMQI推進活動（2024.12）

10）第10回　TQMの一環としてのプロジェクト・委員会活動（2025.1）

11）第11回　MQI活動発表大会　事例報告・特別講演・講評（2025.2）

12）第12回　MQI活動発表大会は総決算（2025.3）

13）W.E.Deming
（前半原文）Elementary Principles of The Statistical Comtrol of Quality ―A Series of Lectures ― Nippon Kagaku Gijutsu Remmei、Tokyo Japan 1950.12 1st printing、1952.6 2nd printing
（後半翻訳）デミング博士講義録　統計的品質翰林基礎理論と応用　小柳賢一訳

14）J.M.Juran 小柳賢一訳 ジュラン博士品質管理講義　品質管理成功法　日本科学技術連盟編　1956

15）J.M.Juran Juran on Quality by Design The New Steps for Planning Quality into Goods and Services、The Free Press、1992

16）J.M.Juran Juran on Leadership for Quality into Goods and Services The Free Press 1992、New York Press、1989

17) 石川馨：日本的品質管理〈増補版〉。日科技連、1981（初版）、1984（増補版）

18) 水野滋：全社総合品質管理　TQCの導入と推進、日科技連、1984.11第1刷、1985.1第2刷

19) 今井正明：KAIZEN　日本企業が国際競争で成功した経営ノウハウ　カイゼン、講談社、1988.5　第1刷、1992.4　第10刷

20) 浅香鐵一、大場與一、真壁肇他：経営工学シリーズ15　品質管理　改訂版、1990.4　改訂版第4刷

21) 飯田修平：病院との付き合い方、東洋経新報版社、1995

22) 飯田修平（2002）：医療から学ぶ総合的質経営―医療の質向上活動（MQI）の実践―、品質月間テキスト312、品質月間委員会

23) 飯田修平：医療における総合的質経営　練馬総合病院組織革新への挑戦、日科技連（2003）

24) 飯田修平、田村誠、丸木一成編著（2005）：医療の質向上への革新、日科技連

25) 練馬総合病院MQI20周年記念誌編集チーム（2016）：練馬総合病院MQI医療の質向上活動 20周年記念誌、（公財）東京都医療保健協会

26) 飯田修平、西村昭男編著（2005）：原典から考え直す医療―医療の質・医療経営の質を考える、品質月間テキスト339、品質月間委員会

27) 飯田修平：医療のTQMハンドブック　運用推進編　質重視の病院経営の実践、日本規格協会（2012）

28) 飯田修平、永井庸次編著（2012）：医療のTQM七つ道具、日本規格協会

29) 飯田修平編著（2013）：医療信頼性工学、日本規格協会

30) 飯田修平（2021）：病院早わかり読本　第6版、医学書院（初版1999）

31) 飯田修平編著（2023）：医療安全管理者必携　医療安全管理テキスト第5版、日本規格協会（初版2010）

32) 飯田修平、飯塚悦功、棟近雅彦監修（2005）：医療の質用語事典、日本規格協会

33) 飯田修平：電子カルテと業務革新―医療情報システム構築における業務

フローモデルの活用―、篠原出版新社、2005年

34）飯田修平：病院情報システム導入の手引き―失敗しないシステム構築のために―、じほう、2007年

35）飯田修平、堀裕士、小谷野圭子：病院情報システム内製化の手引き―環境の変化に適応するための理論と実践―、篠原出版新社、2024年

36）飯田修平：コラム：情報技術を活用した組織運営・診療体制の再構築、病院のあり方に関する報告書、2021年版、52-60、全日本病院協会

37）東京都病院協会 診療情報管理委員会編・飯田修平編著：『指導監査・第三者機能評価に対応 診療記録監査の手引き』、学通信社、2013年

38）飯田修平，柳川達生編著・練馬総合病院 診療記録監査プロジェクト著：『医療の質向上＆指導監査・第三者機能評価のための 電子カルテ版 診療記録監査の手引き』、医学通信社、2020年

39）米国医学研究所（IOM）（著），飯田修平、長谷川友紀（監修・翻訳）：医療ITと安全―よりよい医療をめざした安全なシステムの構築―、日本評論社、2014年

40）飯田修平（編著），谷川友紀（編著）（2023）：医療安全管理体制相互評価の考え方と実際 改訂2版 規模別・機能別に適用できる標準的相互評価点検表、メディカ出版

41）飯田修平（編著），宮澤 潤，谷川 友紀，森山 洋（著）（2023）：医療・介護における個人情報保護Ｑ＆Ａ 第3版 改正法の正しい理解と適切な判断のために 単行本、じほう

42）飯田修平（編著），医療事故発生後の院内調査の在り方と方法に関する研究」グループ（著）：院内医療事故調査の指針 第3版：事故発生時の適切な対応が時系列でわかる、メディカ出版

43）～54）飯田修平：医療制度と外科診療 臨床外科 連載、医学書院、2003.1～12

43）医療制度と外科診療1 医療とは何か 臨床外科58（1）、82-83

44）医療制度と外科診療2 医療制度とは何か 臨床外科58（2）、204-205

45）医療制度と外科診療3 医療に関する基本的事項（1）臨床外科58（3）、392-393

46) 医療制度と外科診療 4 医療に関する基本的事項（2）–医療の特殊性 臨床外科 58（4）、526-527

47) 医療制度と外科診療 5 医療に関する基本的事項（3）–医療の公益性 臨床外科 58（5）、700-701、

48) 医療制度と外科診療 6 医療に関する基本的事項（3）–医療の非営利性 臨床外科 58（6）、804-805

49) 2 医療制度と外科診療 7 医療に関する基本的事項（5）–医療の質と赤字経営　臨床外科 58（7）、970-971、2003-07-20

50) 医療制度と外科診療 8 医療に関する基本的事項（6）–患者第一の医療 臨床外科 58（8）、1096-1097

51) 医療制度と外科診療 9 医療に関する基本的事項（7）–患者の意向は絶対　臨床外科 58（9）、1242-1243

52) 医療制度と外科診療10 医療に関する基本的事項（8）–患者の状態を全職員が把握　臨床外科 58（10）、1374-1375

53) 医療制度と外科診療11 医療に関する基本的事項（9）–患者の権利と義務　臨床外科 58（12）、1530-1531

54) 医療制度と外科診療　最終回 医療に関する基本的事項（10）–医療の基本的事項　臨床外科 58（13）、1644-1645

55) 飯田修平編著（2016）：シリーズ医療安全確保の考え方と手法 3　業務工程（フロー）図作成の基礎知識と活用事例、日本規格協会（初版2016）

56) 飯田修平、金内幸子（2024）：シリーズ医療安全確保の考え方と手法 2　FMEAの基礎知識と活用事例【第4版】、日本規格協会（初版2007）

57) 飯田修平、柳川達生編著（2011）：シリーズ医療安全確保の考え方と手法 1　RCAの基礎知識と活用事例【第2版】、日本規格協会（初版2006）

58) 飯田修平編著（2018）：シリーズ医療安全確保の考え方と手法 4　特性要因図作成の基礎知識と活用事例、日本規格協会

59) 飯田修平、成松亮（2017）：業務フローモデルを用いた手術室業務の質保証：腹腔鏡下胆嚢摘出術の安全確保

60） 飯田修平、成松亮（2017）：業務フローモデルを用いた薬剤業務の質保証：入院注射業務の比較・検討

61） 飯田修平、成松亮（2018）：業務フローモデルを用いた手術室業務の質保証2 ―腹腔鏡下胆嚢摘出術・幽門側胃切除術・緊急帝王切開術を例として―

62） 飯田修平、成松亮、藤本道夫（2018）：業務フローモデルを用いた薬剤業務の質保証2 ―入院中者業務の比較・検討（第2報）監察業務を中心に

63） 飯田修平（2017）：医療と安全工学 小特集号 医療の安全確保―医療安全工学概論として、「安全工学」56（5）320～329、安全工学会

64） 飯田修平：医療の安全確保―医療安全工学概 論として―、安全工学、56（2）2-11、2017

65） 飯田修平：医療の安全確保―医療安全工学概 論として―、安全工学、56（2）2-11、2017

66） 飯田修平：事業継続計画（BCP）策定は総合的質経営（TQM）の一環である―練馬総合病院の経験に基づく考察―、病院羅針盤、2018.7

67） 飯田修平：コラム：提供体制とBCP 1）事業継続計画（BCP）策定の勧め、病院のあり方に関する報告書2021年版、65-67、全日本病院協会

68） 飯田修平：コラム：提供体制とBCP 2）事業継続計画（BCP）策定は総合的質経営（TQM）の一環である―練馬総合病院の経験に基づく考察―、病院のあり方に関する報告書、2021年版、67-71、全日本病院協会

69） 飯田修平：コラム：提供体制とBCP 3）新型コロナウィルス感染症（COVID-19）と事業継続計画（BCP）―練馬総合病院の経験に基づく考察、病院のあり方に関する報告書、2021年版、71-77、全日本病院協会

70） 飯田修平：防災対策 災害時のBCPで最高 ランクの格付け 地元を巻き込みながら対策を進化させる 練馬総合病院、医療タイムス、2016.5

71）～82）飯田修平・他：職員・患者・地域がよかったといえる病院を造る、病院経営 連載、2007.5～2008.4

71) 第1回　夢の実現に向けて、飯田修平（病院長）、（2007.5）

72) 第2回　新病院建築始末記、野村 忠昭（建築準備室）、（2007.6）

73) 第3回　新病院建築に携わり、藤本 康幸（施設課係長）、（2007.7）

74) 第4回　情報システムの病院新築移転報告、永濱 雄一（企画情報推進室主任）、（2007.8）

75) 第5回　新病院開設に向けて：行政手続及び外部対応、菊井達也（事務長代行）、（2007.9）

76) 第6回　糖尿病センター開設への取り組み、山崎 勝巳（臨床検査科係長）、（2007.10）

77) 第7回　内視鏡センター設立と今後の役割、栗原 直人（内視鏡室長）、（2007.11）

78) 第8回　物流管理におけるSPD構築を目指して　軽部みゆき（中央材料室）、（2007.12）

79) 第9回　夢の実現に向けてた看護部の取り組み、（看護師長）羽柴 弘子、佐々木 里美、有松 三枝子、（2008.1）

80) 第10回　ペーパーレス化・フイルムレス化への取り組み、井上 聡（情報システム委員会委員長・診療技術部長）、（2008.2）

81) 第11回　健康医学センター設立の目的と目標、柳川 達生（健康医学センター長・副院長）、（2008.3）

82) 第12回　医療の再生に向けて、飯田修平（病院長）、（2008.4）

83) 飯田修平編著：『病院における人事考課制度 理論と実際』、医療文化社、1998

84) 飯田修平編著：『病院における職能資格制度理論と実践』、医療文化社、1999

85) 飯田修平編著：『病院における退職金制度理論と実践』、医療文化社、2000

■著者紹介

飯田　修平 （いいだ　しゅうへい）

公益財団法人東京都医療保健協会
情報・質管理部長・医療の質向上研究所研究員・練馬総合病院名誉院長

＜学歴＞
1971年　慶應義塾大学医学部卒業
＜職歴＞
1971年　慶應義塾大学医学部外科学教室
1980年　慶應義塾大学医学部外科学教室医長補佐
1985年　公益財団法人東京都医療保健協会練馬総合病院　外科医長
1991年　公益財団法人東京都医療保健協会練馬総合病院　院長
2011年　公益財団法人東京都医療保健協会練馬総合病院　理事長・院長
2020年　公益財団法人東京都医療保健協会練馬総合病院　理事長
2022年　公益財団法人東京都医療保健協会練馬総合病院　名誉院長
＜団体・学会＞
全日本病院協会名誉会員
日本品質管理学会理事・副会長を経て名誉会員、医療経営の総合的質研究会
　副査
社会医学系専門医協会社会医学系指導医
日本病院・医療管理学会認定フェロー
安全工学会医療安全研究会副査
日本外科学会・臨床外科学会・日本消化器病学会等専門医・指導医
＜出版＞
医療・情報・質・安全等に関する著書多数

TQMの医療への展開

2025年5月11日　第1版第1刷発行

著　者　飯　田　修　平
発行者　平　　盛　之

発行所　㈱産労総合研究所

出版部　経　営　書　院

〒100-0014
東京都千代田区永田町1-11-1　三宅坂ビル
電話 03(5860)9799　https://www.e-sanro.net

印刷・製本　勝美印刷

本書の一部または全部を著作権法で定める範囲を超えて、無断で複製、転載、デジタル化、配信、インターネット上への掲出等をすることは禁じられています。本書を第三者に依頼してコピー、スキャン、デジタル化することは、私的利用であっても一切認められておりません。
落丁・乱丁本はお取替えいたします。

ISBN 978-4-86326-395-6 C3047